Stefanie Wilhelm
Bauch über Kopf

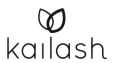

STEFANIE WILHELM

# Bauch über Kopf

Warum ein gesunder Darm
dich glücklich macht

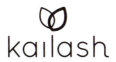

Der Verlag weist ausdrücklich darauf hin, dass im Text enthaltene externe Links nur bis zum Zeitpunkt der Buchveröffentlichung geprüft werden konnten. Auf spätere Veränderungen hat der Verlag keinerlei Einfluss. Eine Haftung ist daher ausgeschlossen.

Dieses Buch ist auch als E-Book erhältlich.

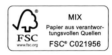

Verlagsgruppe Random House FSC N001967

1. Auflage

Originalausgabe
© 2017 Kailash Verlag, München
in der Verlagsgruppe Random House GmbH,
Neumarkter Straße 28, 81673 München
Lektorat und Bildredaktion: Ute Heek
Umschlaggestaltung und Layout: ki 36 Editorial Design,
Daniela Hofner München
Umschlagmotiv: Nina Siber
Satz: Satzwerk Huber, Germering
Druck und Bindung: Alcione, Lavis (Trento)
Printed in Italy
ISBN 978-3-424-63138-8

www.kailash-verlag.de

*Für Mama und Christoph,
meine geliebten Eltern.*

# INHALTSVERZEICHNIS

AUF DEN EIGENEN BAUCH HÖREN ............... 9

WIR SIND, WAS WIR ESSEN ..................... 14
    Wer ist eigentlich dieser »Stoffwechsel«, von dem alle
reden? ........................................... 19
    Was braucht unser Gehirn, um zu funktionieren? ......... 24
    Was passiert im Gehirn, wenn wir essen? ............... 26
        *Hungrig oder satt sein* ................................ 27
    Bauch und Kopf kommunizieren: Die Darm-Hirn-Achse ... 30

DIE DARMFLORA – EIGENES ÖKOSYSTEM UND
WICHTIGE VERBÜNDETE FÜR GUTE LAUNE .......... 38
    Darmbakterien – Die Stimmungskanonen ................ 45
    Wer oder was beeinflusst die Darmflora sonst noch? ....... 47
        *Ernährung* ........................................... 48
        *Stress* .............................................. 52

UNSER IMMUNSYSTEM – DER CLUB MIT DER
HÄRTESTEN TÜR ................................. 55
    Wie redet das Immunsystem bei unserer Stimmung mit? ... 59
    Essen fürs Immunsystem ............................. 60
        *Fett – aber richtig* ..................................... 62
        *Wertvolles Eiweiß* ..................................... 63
        *Stärkende Ballaststoffe* ................................. 64
        *Schützende Vitamine und Mineralstoffe* ................... 64
        *Probiotika – wirklich so toll!?* ........................... 65
        *Sekundäre Pflanzenstoffe lieben auch uns Menschen* ......... 66

SEROTONIN UND SEINE FREUNDE ................. 68
    Was beeinflusst den Serotoninspiegel? .................. 74
        *Nahrung und warum Süßigkeiten glücklich machen* .......... 74
        *Keine Nahrung – Fasten macht auch gute Laune* ............. 77
        *Ab in die Sonne und bewegen!* ........................... 78

WENN DIE KOMMUNIKATION NICHT KLAPPT........ 80
Der übersensible Reizdarm ............................ 82
Die Sache mit den Lebensmittelunverträglichkeiten ....... 83
Oft mit im Gepäck: Die (Erschöpfungs-) Depression ....... 88

WIE MACHT WELCHES ESSEN GLÜCKLICH?.......... 90
Ich will Spaß beim Essen! ............................. 92
Was steckt von Natur aus Tolles drin in unserem Essen
und wofür ist es gut? ................................ 95
   *Die Makronährstoffe aus der Chefetage* .................... 96
   *Die Mikronährstoffe – scheinbar kleine Rädchen* ............. 108
   *Die Helferlein* ........................................ 120

IN 11 SCHRITTEN GLÜCKLICHER UND GESÜNDER –
LOS GEHT'S ........................................ 130
Spezial-Tipps für gesunde, glückliche Bäuche und Köpfe... 133
Die glücklich machenden Lebensmittel im Überblick ...... 155

REZEPTE, DIE GLÜCKLICH MACHEN.................. 184
   Ballaststoffbrot ....................................... 186
   Cremiger grüner Smoothie............................. 188
   Süßkartoffel-Paprika-Suppe........................... 190
   Kartoffelsalat mit Belugalinsen ....................... 192
   Carrotcake-Porridge .................................. 194
   Bunte Hirse-Schüssel ................................. 196
   Overnight Oats ....................................... 198
   Früchtebrot ........................................... 200
   Müsliriegel (roh oder gebacken) ....................... 202
   Buchweizensalat...................................... 206
   Linsenbolognese ..................................... 208

Weiterführende Literatur und Quellen ................... 210

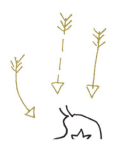

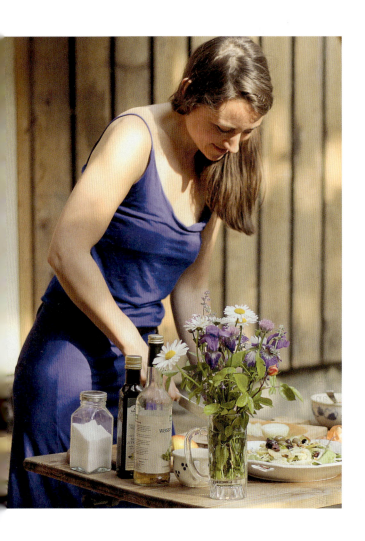

# Auf den eigenen *Bauch* hören

Vor ein paar Jahren hatte ich eine richtig beschissene Zeit. Sorry, aber manchmal muss man die Dinge eben beim Namen nennen. Nach einer wunderschönen Kindheit und Jugend voller Liebe und gutem, gesundem Essen ging ich meiner eigenen Wege, studierte und fing an zu arbeiten. Lauter neue Aufgaben und Erfahrungen prasselten auf mich ein, und ich versuchte, alles perfekt zu machen. Manchmal ist mir das gelungen und das machte mich stolz. Aber bei all der Aufregung verlor ich mich dabei selbst ziemlich schnell aus den Augen. Mein Job, meine Kunden, meine Projekte, all das stand klar ganz oben auf meiner Prioritäten-Liste. Essen beschränkte sich damals nur auf die reine Nahrungsaufnahme und war lediglich dazu da, möglichst schnell meinen Hunger zu stillen. Für so etwas wie Sport hatte ich weder Lust noch Zeit. Aus der fröhlichen, unbeschwerten Steffi wurde eine immer gestresste, genervte Marketing-Tante, die jedem gefallen wollte. Dass ich mit dieser Lebensführung komplett falschlag, merkte ich erst, als mein Körper immer mehr meckerte. Ich hatte über die Jahre einige Nahrungsmittel-Unverträglichkeiten angehäuft, regelmäßig Bauchkrämpfe, Durchfall, fühlte mich ständig aufgebläht, war nach Feierabend total antriebslos und heulte oft einfach nur noch drauflos. Trotzdem wollte ich »die Zähne zusammenbeißen« und nahm all diese Signale lange Zeit nicht ernst!

Das endete leider so: Bauchspeicheldrüsenentzündung plus Magenschleimhautentzündung, Erschöpfungsdepression, Jobwechsel, zwölf Kilo weniger, ich vertrug schließlich nichts mehr außer Kartoffeln und Karotten. Daneben absolvierte ich einen Ärztemarathon, hatte mehrere Zusammenbrüche, wurde wiederholt krankgeschrieben, schließlich: Totalausfall. Sowohl mein Kopf als auch mein Bauch streikten. Völlig zu Recht, denn »*Shit in – shit out!*« rächte sich nun eben. Ich machte eine Verhaltenstherapie, nahm eine Auszeit.

Der kluge Leser denkt sich jetzt bestimmt: Sie lacht so glücklich und entspannt auf dem Cover – irgendetwas muss sie danach richtig gemacht haben. Und genau so ist es! Irgendwann landete ich glücklicherweise bei einer Ärztin, die mich nur kurz anschaute und sofort krankschrieb. Sie diagnostizierte eine Erschöpfungsdepression und verordnete mir dagegen erst mal ganz viel Vitamin C, warme, leichte Speisen und reichlich Sonne. Ich war ziemlich irritiert, wie sich mein »Problem im Kopf« nun vor allem durch die Ernährung bessern sollte. Aber die Ärztin hatte sich neben der Schulmedizin in TCM (Traditionelle Chinesische Medizin) ausbilden lassen, und ich vertraute ihr einfach, fühlte mich wohl bei ihr. Ich hatte ein gutes Bauchgefühl...

Was folgte, war ein langer, echt anstrengender Weg. Es ging mir zwar irgendwann besser, da der Druck des Arbeitsalltags wegfiel,

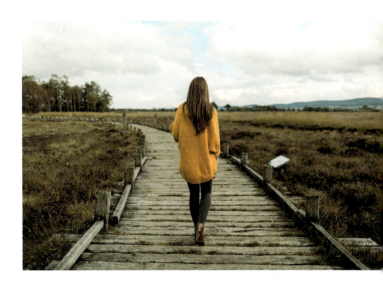

aber ich war noch immer antriebslos, wollte nicht rausgehen und hatte Probleme mit dem Essen. Ich fing an, Bücher zu lesen, im Internet zu recherchieren, gesund zu kochen und rumzuexperimentieren. Irgendwann stellten sich erste kleine Erfolge ein, und ich fühlte mich körperlich und seelisch langsam wohler. Ich war besser gelaunt, fing an, mich immer mehr für Ernährung zu interessieren, denn ich wollte wissen, was da bei mir gerade passierte. Woche für Woche ging es weiter bergauf und nach einer vierwöchigen Reise mit dem Zelt durch Skandinavien (der innere Antrieb war wieder da!) setzten sich die Puzzleteile in meinem Kopf zusammen: Ich beschloss, Ernährungsberatung zu studieren. Wieder daheim, nahm ich einen Teilzeitjob in einem schönen Laden an, begann mein Fernstudium und startete meinen eigenen Blog mit Rezepten, Tipps und Wissen rund um die Ernährung für alle, die Lust auf lecker und gesund haben oder durch Allergien oder Unverträglichkeiten eingeschränkt sind. Das positive Feedback zu meinem Blog, die zahlreichen Zuschriften freuen mich noch immer jeden Tag. Unglaublich, wie offen mir viele Leser ihre Lebensgeschichte erzählen, um Rat fragen und begeistert meine Rezepte nachkochen.

Da merke ich jedes Mal, wie viele Menschen es da draußen gibt, denen es genauso geht wie mir, und wie schön es ist, Leute zu motivieren und ihnen die Angst vor Erschöpfungszuständen, Unverträglichkeiten und dem Essen zu nehmen. Meine Einstellung zur Ernährung hat sich komplett geändert. Essen ist heute etwas, das mir Kraft gibt, das Spaß macht und mir großen Genuss bereitet, ein Hebel für gute Laune. Und das alles sogar, obwohl ich immer noch einige wenige und leichtere Unverträglichkeiten habe. Ich folge keinen Ernährungstrends, bewege mich nicht in Bereichen, die mit »low«, »high« oder »no« betitelt sind, sondern will einfach bewusst und balanciert essen. Ohne strengen Dogmen oder Extremen gehorchen zu müssen. Ich achte nicht auf Kalorien, sondern darauf, dass ein Lebensmittel möglichst viel enthält, das mir guttut (also Nährstoffe, die mein Körper braucht). Und ich betrachte keine Mahlzeit als »Sünde«, sondern genieße zwischendurch auch mal sogenanntes ungesundes Essen, wenn mir danach ist.

Damit lebe ich nun schon seit ein paar Jahren richtig glücklich und gesund. Klar, ich bin weder Medizinerin noch Psychologin, und weltweit forschen zahlreiche hoch spezialisierte Wissenschaftsteams zu unterschiedlichsten Fragen der Ernährung und Gesundheit zu noch so vielen Ungereimtheiten. Aber ich möchte euch trotzdem schon jetzt von der wunderbaren Wechselwirkung von Ernährung und guter Laune erzählen, von meinen ganz persönlichen Erfahrungen. Ich möchte euch auf einfache, verständliche Art als ausgebildete Ernährungsberaterin davon berichten, was man schon weiß, und zwar so, dass echt jeder und jede von euch mitkommt, ohne großartiges Vorwissen. Ohne komplizierte Fremdwörter, eher unterhaltsam und leichtfüßig werde ich euch einfache Anregungen für den Alltag geben. Ich will Mut machen und motivieren, an die Hand nehmen und konkrete Tipps und Ideen liefern, wie wir unser Leben gesünder und energiegeladen genießen können. Los geht's auf die Reise durch unseren Körper!

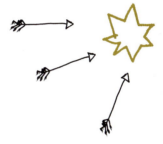

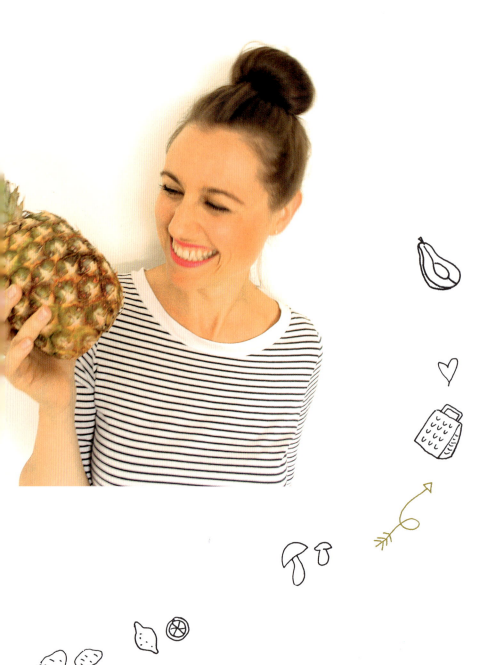

# Wir sind, was wir essen

Essen ist eindeutig ein emotionales Thema. Ich denke, das würde jeder von euch gleich unterschreiben. Es beginnt schon im Säuglingsalter, wenn Babys besonders beim Stillen, beim Fläschchen trinken und Füttern die Bindung zu ihrer Mutter stärken und die Nahrungsaufnahme unter anderem durch den engen Körperkontakt auch mit Geborgenheit verknüpfen. Dann wird man größer, erlebt seine Kindheit und Jugend und bricht irgendwann in sein eigenes Leben auf, in dem man dann selbst alles in die Hand nimmt. Und die Erinnerungen und Gefühle, die man mit dem Essen verbindet, begleiten einen die ganze Zeit.

Bei mir zu Hause gab es zum Beispiel immer selbst gekochtes Essen, das wir oft gemeinsam zubereitet und um den Tisch versammelt gegessen haben. Meist vegetarisch und immer mit einer großen Schüssel Salat in der Mitte. Das hat mich, meine Beziehung zum Essen und meinen Geschmackssinn geprägt. Und natürlich finde ich wie wahrscheinlich so ziemlich jeder: Bei meiner Mama schmeckt's am besten. Für mich hat Essen daher auch etwas mit Zusammensein zu tun, mit sich Zeit nehmen und den anderen viel Aufmerksamkeit schenken. Essen ist für mich also etwas, das man nicht schnell mal unterwegs oder zwischendurch vor dem Fernseher einwirft.

*Was* und *wie* wir essen, wird aber noch von vielen anderen Faktoren beeinflusst: wie zum Beispiel von den regionalen Gegebenheiten, der jeweiligen Tradition, Kultur und Religion, von sozialen Zwängen, denen wir unterliegen, dem uns zur Verfügung stehenden Budget, vom gesellschaftlichen Status, von persönlichen Erfahrungen, Vorlieben und Geschmäckern ... Die Liste dieser Faktoren könnte endlos weitergehen.

Im Judentum zum Beispiel ist Kochen nicht einfach nur Kochen und Essen nicht einfach nur Essen. Es ist Teil eines religiösen Rituals, bei dem die Küche quasi zum Tempel und der Esstisch zum Altar wird, um den Alltag zu heiligen. Was genau (zu welchen Ereignissen) gegessen werden darf, wie es zubereitet wird und wie verschiedene Lebensmittel miteinander kombiniert werden dürfen, ist alles in den sogenannten Kaschrut-Speiseregeln vorgeschrieben, die Körper und Seele in Harmonie bringen sollen. Danach darf beispielsweise nur Fleisch von Tieren gegessen werden, die gespaltene Hufe haben und Wiederkäuer sind. Tiere, die im Meer leben, müssen Flossen und Schuppen haben (also keine Meeresfrüchte). Außerdem darf Milch und Fleisch nicht zusammen gegessen oder zubereitet werden. Denn, so heißt es sinngemäß in den Regeln, »ein Zicklein soll nicht in der Milch seiner Mutter gekocht werden.« Das führt zum Beispiel dazu, dass in der jüdischen Küche auch oft mit Pflanzenmilch gekocht wird, ohne dass es per se einen veganen Hintergrund gibt. Spannend, oder?

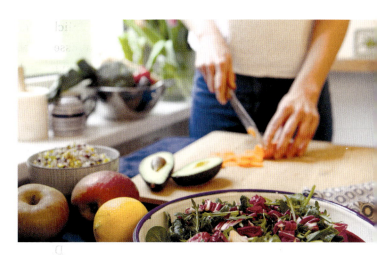

Ein weiterer ganz naheliegender Einflussfaktor auf unsere Ernährungsgewohnheiten ist die Geografie. Während in Asien Fisch und Reis täglich auf dem Speiseplan stehen, da sie nicht nur aus lokaler Landwirtschaft zu bekommen sind, sondern auch zur Kultur gehören, sind in Europa Weizen, Milchprodukte und Fleisch praktisch nicht wegzudenken; in Südamerika ist wiederum eher Mais das Getreide der Wahl. Geografisch beeinflusst, kulturell gewachsen und dadurch ein weiteres Motiv für die Essensauswahl, das nicht allein selbst gewählt ist.

Und natürlich spielen familiäre Traditionen eine riesige Rolle. Da es bei uns zu Hause so selten Fleisch gab, habe ich erst nach meinem Auszug zum ersten Mal ein halbes Hähnchen gegessen und wusste gar nicht richtig, wie das geht. Bis heute koche ich ungern Fleisch und Fisch, da ich es nie richtig gelernt habe. Nicht, weil es mir nicht schmeckt. Dafür liebe ich es umso mehr, zusammen am Tisch zu sitzen und Abendbrot bzw. ein richtiges schwäbisches »Vesper« zu essen, da mir das ein Gefühl von zu Hause gibt.

Es sind also neben dem zu stillenden Hunger beim Essen auch immer noch andere Beweggründe im Spiel, die tief in unserem Gehirn und unseren Gefühlen verankert sind und oft völlig unbewusst ablaufen. Ganz stark ist bei vielen Menschen ja zum Beispiel auch, wie sehr Frust, Stress, Langeweile oder der Wunsch nach Belohnung und Glück mit Essen verknüpft sind. Liebeskummer? Schokoladenkuchen! Stress? Schnell eine Currywurst um die Ecke! Ich denke, diese Art der Verbindung zwischen Kopf und Bauch kennt jeder, auch wenn wir uns im jeweiligen Moment darüber manchmal nur mehr oder weniger bewusst sind.

Doch was passiert, wenn man die Perspektive einfach mal wechselt und fragt: Wie beeinflusst denn unser Essen unsere Emotionen? Genau diese Frage ist es, die mich brennend interessiert, und deshalb habe ich mich, wie gesagt, damit in den letzten Jahren intensiv beschäftigt. Ich habe am eigenen Leib erlebt, wie mächtig und essenziell dieser Einfluss sein kann. Erst hat mich meine Art der Ernährung negativ beeinflusst und krank gemacht, als ich sie aber umstellte, kam ich aus meiner Erschöpfungsdepression wieder heraus. Die richtige Auswahl der Nahrungsmittel und die entsprechende Zubereitung macht also einen großen Unterschied!

Bevor ich auf all das näher eingehe, möchte ich aber eine leicht verständliche Einführung in einige grundsätzliche körperliche Abläufe geben, um dann das Zusammenspiel von Essen, Verdauung und körperlichem wie emotionalem Wohlbefinden zu beschreiben und deutlich zu machen, welch vielseitige Rolle die Ernährung in unserem gesamten Körper spielt. Nach dem *big picture* zoomen wir uns dann in den Darm und schauen uns detaillierter an, welche enorme Bedeutung dieses Organ bei der Verarbeitung unseres Essens hat. Damit das Ganze nicht zu kompliziert wird und wir das zentrale Thema der Wechselwirkung von Ernährung und Emotionen nicht aus dem Blick verlieren, werde ich mich dabei auf drei wesentliche »Akteure« im Darm konzentrieren: die Darmflora, das Immunsystem und den Botenstoff Serotonin.

Alle drei kommen mit unserer Ernährung oder den Stoffen, die wir dabei zu uns nehmen, häufig in Berührung, arbeiten mit ihnen oder werden von ihnen beeinflusst, »sprechen« darüber mit unserem Gehirn und können so unsere Stimmung ändern. Sie sind sozusagen Stimmungs-Werkzeuge oder Emotions-Hebel der Ernährung. Deshalb will ich diese drei Akteure hier besonders unter die Lupe nehmen, schauen, wie sie funktionieren, welche Rolle sie in unserem Organismus spielen, und zeigen, wie wir sie in ihrer Arbeit unterstützen können, um selbst davon zu profitieren. Wer will schließlich nicht lieber gesund und gut gelaunt durch den Tag gehen?

Anschließend schaue ich mir unser Essen genauer an, erkläre die Stoffe, die drinstecken, und was sie für uns tun, und gebe konkrete Tipps, welche Lebensmittel und kleinen Veränderungen der Ernährungsgewohnheiten uns gesünder und glücklicher machen. Ein paar Rezepte dürfen am Ende natürlich auch nicht fehlen. Damit ihr gleich anfangen könnt mit der gesunden Ernährung und mit dem Glücklichsein …

## WER IST EIGENTLICH DIESER »STOFFWECHSEL«, VON DEM ALLE REDEN?

Wenn jemand scheinbar essen kann, was und so viel er möchte, ohne dabei dick zu werden, hört man häufig, er oder sie habe einen »guten Stoffwechsel«. Ich habe diesen Spruch früher auch oft verwendet, ohne eigentlich genau zu wissen, was das bedeutet. Es hat irgendwas damit zu tun, wie das Essen verwertet wird, aber wie und wo genau passiert das eigentlich? Bevor ich dazu komme, machen wir einen kleinen Exkurs zur Verdauung, in dem ich alle Schritte und Organe, die daran beteiligt sind, grob erkläre, damit ihr versteht, wovon ich rede, wenn es detaillierter wird.

Die Verdauung beginnt bereits im Mund, da unser Speichel genauso wie alle weiteren Verdauungssäfte, die später ihren Auftritt haben, Stoffe (sogenannte Enzyme) enthält, die Nährstoffe zerlegen. Durch das anschließende Schlucken wird der Speisebrei in die Speiseröhre gezogen, an deren Ende der Magen sitzt. Dort wird alles gut durchmischt, durch den Magensaft verflüssigt, »desinfiziert«, gesäuert und weitere Nährstoffe werden zerlegt. Über den Zwölffingerdarm, in dem weitere Verdauungssäfte dazukommen, wandert der Speisebrei dann in den Dünndarm. Dort angekommen, ist er schon so bearbeitet, dass die Nährstoffe herausgefiltert und ins Blut übergeben werden können. Übrig bleiben nur Abfallstoffe und Stoffe, die nicht durch die Wand des Dünndarms ins Blut aufgenommen werden können. Im Dickdarm, der sich daran anschließt, werden schließlich Mineralien und Wasser entzogen. Was dann noch übrig bleibt, wird in Stuhl umgewandelt und in den Mastdarm befördert. Dort bleibt er liegen, bis wir auf die Toilette gehen. Den Rest kennt ihr.

Nun also zurück zum Thema Stoffwechsel...

Um zu leben und zu wachsen brauchen wir, genauso wie alle anderen Lebewesen, zum einen Energie zur Aufrechterhaltung aller Körperfunktionen und zum anderen »Bausteine«, mit denen unsere Körperbestandteile stetig erneuert werden. Beides steckt in unserer Nahrung, und deshalb kann niemand ohne zu essen und zu trinken leben. Die Umwandlung eines Käsebrotes in Energie und in körpereigene Bausteine passiert beispielsweise während der Verdauung im Dünndarm, bei der viele einzelne Bestandteile aus dem Brot, der Butter und dem Käse herausgelöst und an die verschiedenen Organe geschickt werden. In den Zellen der Organe werden sie dann auf-, ab- oder umgebaut, je nachdem, wie sie dem jeweiligen Organ und seiner speziellen Funktion gerade am besten nutzen. Dieser komplette Vorgang heißt Stoffwechsel.

Der einzige Job unserer Ernährung besteht also darin, Energie und Bausteine für den Stoffwechsel des gesamten Körpers zu liefern. Energie holt er sich aus Fetten, Kohlenhydraten (also Zucker) und Eiweißen, die in den Lebensmitteln stecken, die wir essen. Diese drei werden bei der Verdauung im Dünndarm »verbrannt«, also in winzige Einzelteile zerlegt und dann über die Darmwand ins Blut abgegeben, damit sie von dort möglichst schnell überallhin in die Körperzellen gelangen und Energie liefern. Man nennt das dann entsprechend den Kohlenhydrat-, Fett- oder Eiweißstoffwechsel.

Eiweiß, Fett und Zucker schenken uns aber nicht nur Energie, sondern sind zugleich Bausteine unserer Körperbestandteile. Gemeinsam mit Vitaminen, Spurenelementen und Mineralstoffen, Bausteinen unseres Erbgutes und einigen Spezial-Bausteinen (wie beispielsweise dem roten Blutfarbstoff), haben sie die wichtige Aufgabe, unsere Knochen, Muskeln, Zähne, Hormone, Botenstoffe, Enzyme und vieles mehr »aufzubauen« (oder zu bilden) und instand zu halten. Teilweise sind sie sogar unersetzlich für den reibungslosen Ablauf bestimmter Körperfunktionen! All diese »Bausteine« stecken in unserem Essen drin und können vom Körper in manchen Fällen auch selbst hergestellt werden. Ein tägliches Wunder, das da in unserem Körper passiert, oder? Damit ist jetzt auch klar, warum man sich über einen »guten Stoffwechsel« freuen kann!

# DER STOFFWECHSEL

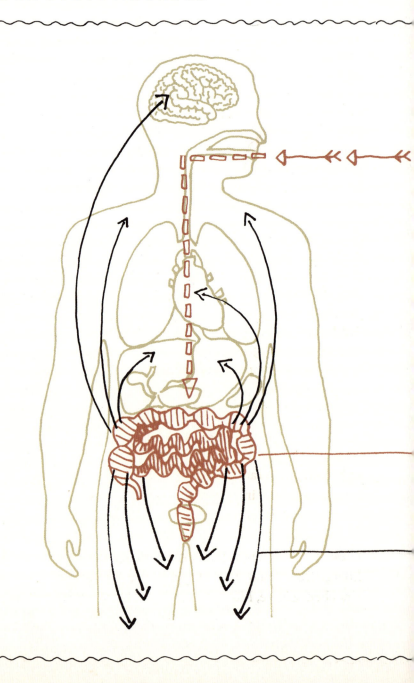

KOHLENHYDRATE
(ZUCKER)
FETT
EIWEISS
VITAMINE
BALLASTSTOFFE
MINERALSTOFFE
SEKUNDÄRE PFLANZENSTOFFE
WASSER

— Im Darm werden die Nährstoffe in kleinste Teile zerlegt (z.B. Kohlenhydrate in Einfachzucker, Eiweiß in Aminosäuren und Fette in Fettsäuren).

— Diese wandern über die Darmwand ins Blut, damit sie als Energieträger und Bausteine den ganzen Körper (Organe, Knochen, Zähne, Muskeln etc.) am Laufen halten können.

## WAS BRAUCHT UNSER GEHIRN, UM ZU FUNKTIONIEREN?

Da uns hier am meisten interessiert, welchen Einfluss die Ernährung auf unsere Stimmungslage hat, möchte ich am Beispiel des Gehirns schildern, was das Organ, in dem auch unsere Gefühle entstehen, aus unserem Essen herausholt oder davon braucht, um richtig zu funktionieren:

Zunächst benötigt unser Gehirn Energie, um zu arbeiten. Dazu braucht es immerhin bis zu 30 Prozent der gesamten körpereigenen Energie. Es ist aber sehr wählerisch und möchte diese ausschließlich aus Zucker gewinnen, weil der so schnell und gut abliefert. Könnte das Gehirn Energie speichern, würde auch Fett als Lieferant in Frage kommen, denn Fett ist der einzige Nährstoff, der Energie speichern kann. (Deshalb fressen Tiere, die Winterruhe halten, sich ja so dicke Fettpolster an, um lange davon zehren zu können.) Das Gehirn hat aber keinen Platz für große Speicher, deshalb liebt es die schnelle Energie, die es ganz fix und frisch aus dem Zucker bekommt.

Außerdem braucht unser Gehirn Eiweißbausteine (sogenannte Aminosäuren), um daraus Botenstoffe wie Serotonin herzustellen, denn die sind essenziell für unser Denken, unsere Sprachfähigkeit, für die Konzentration und unsere Gefühle, also für die Hauptaufgaben des Gehirns.

Zudem benötigt es Fett, aus dem es (in Trockenmasse) zu 60 Prozent besteht. Das Fett dient hier aber nicht der Energiespeicherung, sondern zum Schutz dieses kostbaren Organs, quasi zur nötigen Abpolsterung von Gehirn- und Nervenzellen. Vor allem ungesättigte Fettsäuren, im Speziellen die Omega-3-Fettsäuren, auf die ich später noch zu sprechen komme, sind für eine reibungslose Funktion nötig, denn unsere Nervenzellen werden aus ihnen gebaut. Jetzt wird mir auch klar, woher der Begriff »Hirnschmalz« kommt!

Apropos Gehirn- und Nervenzellen – diese bestehen zu großen Teilen aus Wasser, weshalb Wasser der vierte Stoff ist, den unser Gehirn dringend braucht, um arbeiten zu können. Ohne Wasser funktioniert der Informationsfluss im Gehirn nicht richtig, also ist das Trinken lebensnotwendig. Nicht umsonst kommen wir Menschen nicht mehr als drei Tage ohne Wasser aus. Die Schaltzentrale muss sonst nämlich schließen.

Und schließlich braucht ein fittes, gesundes Gehirn Vitamine, Mineralstoffe und Spurenelemente. Vitamine schützen die Gehirnzellen vor Alterung und sonstigen Schäden (zum Beispiel durch Verletzungen oder Krankheiten) und sie sind nötig, um Botenstoffe zu bilden. Außerdem sind sie unerlässlich für die Konzentrationsfähigkeit und wie wir später noch sehen werden, auch für unsere Stimmungslage. Mineralstoffe und Spurenelemente sind hingegen vor allem für die Informationsübertragung wichtig (genauso wie Wasser), das heißt, sie helfen uns zum Beispiel beim Lernen und gegen Stress. Auch sie sind an der Bildung von Botenstoffen sowie Hormonen beteiligt.

Interessant, mal zu sehen, was unser Oberstübchen so am Laufen hält, oder? Und ganz schön viel Verantwortung, die da auf so einem Käsebrot lastet!

## WAS PASSIERT IM GEHIRN, WENN WIR ESSEN?

Evolutionsbedingt macht uns leckeres Essen erst mal immer für einen Moment glücklicher. Das liegt daran, dass wir im Gehirn ein sogenanntes Belohnungszentrum haben, das uns positive Signale sendet, wenn wir etwas tun, das unser Überleben und unseren Fortbestand sichert. Deshalb macht uns auch Sex glücklich. Der Glücksmoment, der durch einen Schub des Botenstoffes Dopamin ausgelöst wird, hält aber nur kurz an, denn wir sollen wach bleiben, beobachten, lernen, uns entwickeln, neugierig sein und uns nicht wohlig ausruhen. Es geht schließlich um die Erhaltung unserer Spezies!

Das Ziel des Belohnungszentrums ist also nicht das Belohnen an sich, sondern die ständige Anregung zu Neuem. Deshalb sind wir auch viel zufriedener, wenn wir immer wieder Abwechslung in unser Leben und damit auch auf unseren Speiseplan bringen und nicht jeden Tag dasselbe essen.

Natürlich gibt es noch andere Gründe, warum wir beim Essen Glücksgefühle haben. Zum Beispiel, wenn wir unser Lieblingsessen genießen und dabei an schöne Momente erinnert werden: weil Mama uns diesen Kuchen immer zum Geburtstag gebacken hat, oder weil wir dieses Gericht mal zu einem wunderschönen Anlass zubereitet oder diesen Cocktail mit Blick aufs Meer getrunken haben. Es gibt also mehr als »nur« die Freude am gesunden Essen, mehr, was da mitschwingt und dafür sorgt, dass uns Essen glücklich macht und das bei jedem Menschen ein kleines bisschen anders.

Im Mittelpunkt dieses Buches stehen aber zwei Dinge, die für alle gleichermaßen gelten: gesundes Essen und ein glücklicher

Darm, die beide zusammen für lang anhaltende Zufriedenheit und gute Nerven sorgen.

## Hungrig oder satt sein

Früher dachte man, dass Hunger nur durch einen leeren Magen ausgelöst wird. Magenknurren zum Beispiel wird bis heute als Zeichen gewertet, dass mal wieder dringend was gegessen werden sollte. Dabei ist dieses Knurren im Bauch nur ein Indiz dafür, dass Magen und Dünndarm gerade leer sind und jetzt alles gründlich gesäubert wird. Man hört also eigentlich die Putzkolonne arbeiten. Klar kann man gleichzeitig auch mal Hunger haben, aber das ist dann eher Zufall.

Hunger entsteht nämlich im Kopf. Ebenso wie Sattsein. Wie genau Hunger und Sättigung tatsächlich funktionieren, ist noch nicht vollständig erforscht. Das hätte ich ehrlich gesagt anders erwartet, da es ja so etwas Essenzielles ist. Aber offensichtlich gestaltet sich dieser Prozess im Körper ganz schön komplex. Was man bisher weiß, ist aber schon eine ganze Menge. Ich versuche es mal so kurz und einfach wie möglich wiederzugeben, ohne Garantie auf Vollständigkeit, versteht sich.

Allein das Gehirn entscheidet in seinem Hunger- und Sättigungszentrum, ob wir Hunger haben oder satt sind, aber es ist dafür auf viele verschiedene Informanten – Magen, Darm, Botenstoffe und Hormone – angewiesen, die ihm berichten, was weiter unten abgeht.

Zum einen spielt dabei das Hormon Insulin eine Rolle, dessen Hauptaufgabe es ist, für den Zucker im Blut die Zellen aufzuschließen. Wenn kein Zucker im Blut ist (wir also eine Zeit lang nichts gegessen haben), schüttet die Bauchspeicheldrüse weniger Insulin aus, weil es ja nichts zu tun hätte. Ein niedriger Blutzucker- und damit Insulinspiegel meldet dem Gehirn irgendwann »Hunger«. Haben wir daraufhin reagiert und ordentlich gegessen und ist wieder viel Insulin im Blut unterwegs, wird dem Gehirn »satt« gemeldet (Insulin wird daher ebenfalls als »Sättigungshormon« bezeichnet).

Ein weiteres Hormon, das vor allem vom Magen ausgeschüttet wird, ist das appetitanregende Ghrelin. Es wird produziert, wenn der Magen leer, der Blutzuckerspiegel und der Fettpegel in den entsprechenden Zellen niedrig ist oder wenn wir unter Schlafmangel leiden. Sobald wir genug gegessen haben, wird seine Produktion auch wieder gedrosselt. Sein Gegenspieler ist das appetitzügelnde Hormon Leptin, das in unseren Körperfettzellen gebildet wird. Viel Leptin im Blut bedeutet »satt«, wenig hingegen »Hunger«. Damit wir während des Schlafs keinen Hunger verspüren, wird, während wir selig schlummern, vermehrt Leptin ausgeschüttet und so selbst bei leerem Magen kein Hungergefühl ausgelöst, das uns wecken könnte. Sehr nett, wie ich finde!

Wichtig ist, dass im Gehirn alle möglichen Informationen und Signale zusammen betrachtet und ausgewertet werden können. Der Magen zum Beispiel meldet zusätzlich regelmäßig seinen Füllstand oder Dehnungsgrad. Das allein kann für das Gehirn aber keine Entscheidungsgrundlage sein. Denn ein Liter Wasser oder eine halbe Wassermelone im Bauch dehnen den Magen ganz schön, enthalten aber nicht so viele sättigende Nährstoffe. Das Gehirn muss also erst abwarten, ob der Darm auch noch etwas dazu zu sagen hat, denn der überprüft den Nährstoffgehalt des Essens und gibt Bescheid, ob genug enthalten ist, um satt zu sein. Hingegen dehnt ein halbes Pfund Butter den Magen jetzt nicht unbedingt bis an seine Grenzen, sodass er dem Gehirn etwas anzeigen würde, aber der Darm würde an die Schaltzentrale sicher »mehr als satt« melden, wenn wir so viel Fett auf einmal essen würden. Erst wenn Magen *und* Darm sich also geäußert haben, kann das Gehirn entscheiden, ob wir wirklich satt sind. Und da der Darm bekanntermaßen erst nach dem Magen kommt und sich nicht gleichzeitig bemerkbar machen kann, dauert es immer ein bisschen, bis das Sättigungsgefühl auch wirklich eintritt. Das kennen wir ja alle: Nur so schaffe ich es, innerhalb von 15 Minuten einen ganzen Topf Kartoffelbrei zu essen! Also ist die Pause beim Essen, das Erst-einmal-rutschen-Lassen, keine blöde Idee.

Auch im Gehirn selbst werden noch zusätzlich Botenstoffe produziert, die Hunger oder Sattsein melden. Unter anderem sind dafür das Serotonin und Dopamin zuständig, die ja sonst Glück und Aufregung signalisieren. Aber das erklärt zum Beispiel auch, weshalb wir oft »vergessen« zu essen, wenn wir nervös oder angespannt sind oder vor lauter Glück und Schmetterlingen im Bauch uns ernsthaft fühlen, als könnten wir allein von Luft und Liebe leben.

Es kann allerdings auch passieren, dass das Hungergefühl nicht mehr funktioniert. Zum Beispiel, wenn der Körper eine Resistenz gegen Leptin gebildet hat. Wenn man über einen längeren Zeitraum sehr viel Fett und Zucker zu sich genommen hat und dadurch über die Maßen Körperfett angesammelt hat (man nennt das dann »adipös«), führt das dazu, dass dauerhaft eine hohe Dosis Leptin im Körper ist, was das Gehirn irgendwann nicht mehr richtig ernst nimmt. Die Folge ist, dass die Sättigung nicht mehr funktioniert und sich das Gefühl einstellt, ständig Hunger zu haben, auch wenn man gerade erst etwas gegessen hat. Das Ghrelin aus dem Magen, das dann keinen natürlichen Gegenspieler mehr hat, kann sich ungehemmt austoben und schickt damit völlig falsche Signale ans Gehirn.

Es ist also beim Hungrig- und Sattsein wie überall im Leben: Gute Kommunikation ist alles, und vor allem das Auswerten mehrerer Quellen ist unabdingbar!

## BAUCH UND KOPF KOMMUNIZIEREN: DIE DARM-HIRN-ACHSE

Bauch und Kopf kommunizieren also aus verschiedensten Beweggründen miteinander, und mich interessiert dabei natürlich brennend, wie außerhalb des Sättigungszentrums noch miteinander »gesprochen« wird. Denn ich bin wie gesagt überzeugt davon, dass meine Ernährung mich je nachdem, was ich zu mir nehme, glücklich wie unglücklich machen kann.

Eingangs habe ich ja schon erwähnt, dass es vor allem drei große Akteure gibt, die auf unsere Stimmung Einfluss haben und alle mit unserer Ernährung verbunden sind: die Darmflora, das Immunsystem und der Botenstoff Serotonin. Alle drei »treffen« sich im Darm beziehungsweise haben dort ihre Hauptwirkungsstätte, weshalb wir uns diesen mal kurz anschauen sollten. Vor allem ist für mich dabei spannend, über welchen Kanal der Darm (und die drei Akteure) sowie das Gehirn miteinander kommunizieren. Alles, was wir uns in den Mund schieben und schlucken, wandert früher oder später in den Darm. Ob es ein Bissen von unserem leckeren Käsebrot, eine Kopfschmerztablette oder eine versehentlich verschluckte Murmel ist: nach dem Schlucken geht die ungefähr acht Meter lange Reise über die Speiseröhre in den Magen, von dort aus weiter in den Dünndarm, anschließend in den Dickdarm und endet schließlich in der Toilette. Im Laufe unseres Lebens passieren so rund 30 Tonnen an fester Nahrung (das wären ungefähr zehn ausgewachsene Elefanten oder sechs Millionen Murmeln) und ungefähr 50.000 Liter Flüssigkeit unseren Darm, um sie für unseren gesamten Körper nutzbar zu machen. Eine starke Leistung, wie ich finde! Da er diese überlebenswichtige und zentrale Aufgabe übernimmt, hat er eine besondere Ausstattung bekommen, die sonst kein anderes Organ südlich des Kopfes hat: Er besitzt ein eigenes »Gehirn«, das umgangssprachlich »Bauchhirn« genannt wird und ihn völlig unabhängig vom »Kopfhirn« arbeiten lässt. Aber warum wurden wir mit einem zweiten »Denkorgan« ausgestattet? Reicht das eine denn nicht aus?

Würde unser Darm ebenfalls vom Kopfhirn aus gesteuert werden, hätten wir viel größere Köpfe und längere Hälse, um das ganze Nervensystem unterzubringen, das man bräuchte, um ihn von dort aus zu steuern. Da das wahrscheinlich nicht nur ziemlich komisch aussehen würde, (Spaß beiseite) sondern vor allem um die Wege der Millionen Nervenfasern kurz zu halten und das Kopfhirn weiter effektiv arbeiten zu lassen, hat die Evolution für den Magen-Darm-Trakt ein eigenes Nervensystem geschaffen. Das *Enterische Nervensystem* (ENS, énteron ist die griechische Bezeichnung für Darm) mit rund 200 Millionen Nervenzellen ist unser bereits erwähntes Bauchhirn. Es zieht sich wie ein riesiges Netz von Nervenzellen durch den gesamten Bauchraum (es sieht also nicht aus wie ein »richtiges« Gehirn), die sowohl Informationen verarbeiten, als auch die Muskelaktivität beeinflussen können. Es arbeitet eng mit dem größeren *Zentralen Nervensystem* (ZNS) zusammen, das im Gehirn und im Rückenmark liegt und mit seinen bis zu 100 Milliarden Nervenzellen alle übrigen Körperfunktionen kontrolliert. Diese beiden Nervensysteme betreiben also Arbeitsteilung.

## ZENTRALES UND ENTERISCHES NERVENSYSTEM: ARBEITSTEILUNG

SEHEN
ANFASSEN
RIECHEN
SCHMECKEN
KAUEN
SCHLUCKEN

KONTROLLE DES SCHLIESSMUSKELS, »AUFS-KLO-GEHEN«

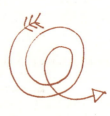

Produzieren von Verdauungssäften, Fortbewegen des Speisebreis, Aufspalten und Aufnehmen der Nahrungsbestandteile, Durchblutung der Verdauungsorgane, Abwehrmechanismen (Immunsystem)

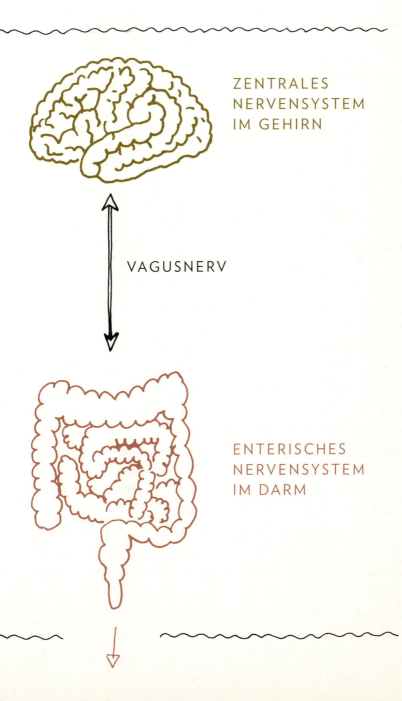

Wenn wir zum Beispiel etwas essen, ist erst das ZNS zuständig, nämlich beim Riechen, Schmecken, Kauen und Runterschlucken. Sobald aber das Essen vom Magen in den Darm wandert, übernimmt das ENS völlig autonom bis kurz vor dem letzten Abschnitt des Dickdarms die Kontrolle. Erst, wenn wir plötzlich merken, dass wir dringend mal nach einer Toilette Ausschau halten sollten, ist das ZNS wieder der Chef, und »wir haben wieder alles unter Kontrolle«. Das ist an der Stelle auch gut so, denn es ist ja nicht immer eine »Schüssel« oder ein Gebüsch in der Nähe, und das ENS hat weder großen Einfluss auf unseren Schließmuskel noch kann es unseren Beinen sagen, dass sie losrennen sollen. Eine äußerst sinnvolle Arbeitsteilung also. Außerdem hätten wir wohl alle keine Lust, ständig über die Verdauung nachzudenken und mitzubekommen, dass jetzt der letzte Happen gerade vom Dünndarm in den Dickdarm weiterbewegt werden soll und dann bitte das Wasser entzogen werden muss... Too much information! Arbeitsteilung ist da viel besser. Danke, Evolution!

Um sich zu unterhalten und immer auf den neusten Stand zu bringen, haben die beiden Nervensysteme einen gemeinsamen Code. Man kann sagen, die Wörter aus denen sich ihre Sprache zusammensetzt, sind unsere körpereigenen Botenstoffe, die sogenannten Neurotransmitter (wie z.B. Serotonin, Dopamin oder Adrenalin). Diese »Wörter« schicken sie über ihre einzige Verbindung und »Telefonleitung«, den sogenannten *Vagusnerv*, in den die Nervenzellen des ENS und des ZNS münden und den man deshalb auch als *Darm-Hirn-Achse* bezeichnet. So hat das Bauchhirn also einen direkten Draht zum Zentrum unserer Emotionen, dem sogenannten limbischen System. Weitere Wörter oder Sprachen, die unsere Nervensysteme verwenden, sind beispielsweise Botenstoffe des Immunsystems, Darmbakterien und manchmal sogar Signale, die von Lebensmittelinhaltsstoffen ausgesendet werden. Bauch und Kopf haben also viele Möglichkeiten, sich zu unterhalten und stehen per Standleitung immer in Verbindung. Aber worüber sprechen sie eigentlich?

Ich möchte das an einem Beispiel festmachen, das jeder kennt! Bauch und Kopf kommunizieren zum Beispiel ganz eindringlich miteinander, wenn wir uns vor Angst fast in die Hose machen: Das Gehirn meldet in diesem Fall »Gefahr!« an die Immunzellen im Darm, woraufhin diese bestimmte Stoffe ausschütten, die die Nervenzellen des Darms dazu bringen, seine Muskeln ungewöhnlich stark zusammenzuziehen, und wir Durchfall bekommen. Der Darm muss also seine Arbeit abrupt abbrechen. Eigentlich würde er nämlich gerne noch Nährstoffe und Wasser aus dem Speisebrei herausziehen, stattdessen befördert er jetzt einfach alles schnell nach draußen, weil das Gehirn ihn darum gebeten hat. So wird im Darm Energie eingespart, die das Gehirn gerade dringender

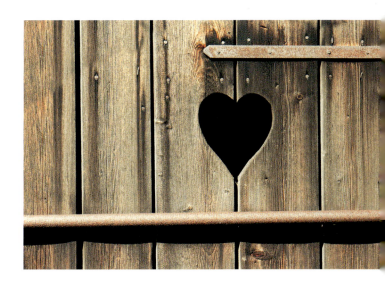

braucht, um die drohende »Gefahr« zu bewältigen, indem es uns zum Beispiel zum Wegrennen oder Schreien bringt. Keine Zeit für eine ausführliche Verdauung! Das leuchtet auch dem Darm ein, und er tut wie ihm geheißen, denn so oft kommt es nicht vor, dass er mal zuhören muss. In den meisten Fällen spricht nämlich er.

Der Darm textet das Gehirn praktisch ständig damit zu, wie es ihm und den anderen Organen da unten im Bauch so geht und wie es um das Immunsystem bestellt ist. Man hat herausgefunden, dass 90 Prozent der Kommunikation vom Darm ans Gehirn geht und nur zehn Prozent der Kommunikation andersherum läuft. Das ist wohl der Preis, den er für die Unabhängigkeit vom Kopfhirn zahlen muss: ständig Report abgeben. Aber unser Gehirn ist ein sehr guter und geduldiger Zuhörer. Das sollte es auch sein, denn der Darm erlebt jeden Tag viele spannende Abenteuer, trifft Dinge und Lebewesen aus einer Welt außerhalb des Körpers und muss mit oder gegen sie arbeiten (bei einer vom Darm gemeldeten Lebensmittelvergiftung zum Beispiel muss das Gehirn sofort mit Übelkeit und Erbrechen reagieren). Dafür hat er sehr viele kleine und große Helfer, die ihn unterstützen und dafür sorgen, dass unser Körper funktioniert. Und wenn alles läuft, ist unser Gehirn sehr zufrieden, was bedeutet, dass wir gut gelaunt durch den Tag gehen.

Zu diesen Helfern gehören die drei großen Akteure, die im Darm sitzen und durch ihre unermüdliche Arbeit dazu beitragen, wie wir uns fühlen. Schauen wir uns diese drei Gesellen also mal genauer an.

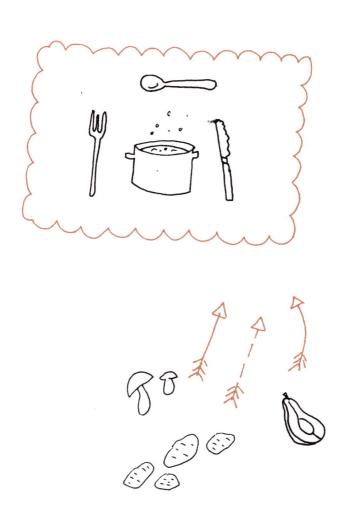

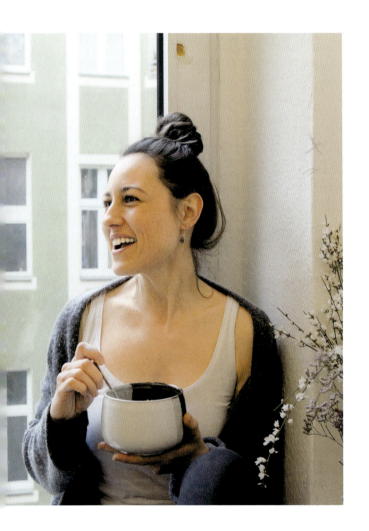

# Die Darmflora

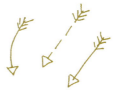

– eigenes Ökosystem und wichtige Verbündete für gute Laune

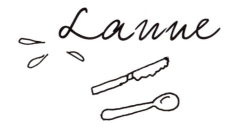

Neben den verschiedenen Neurotransmittern und Botenstoffen spielen bei der Kommunikation zwischen Bauch und Kopf in unserem Darm auch Bakterien eine große Rolle. Zum Glück tragen wir von ihnen jede Menge in uns. Denn sie besiedeln unseren Darm so dicht, wie sonst kein Ort auf dieser Erde besiedelt ist. Zusammen bilden sie unsere Darmflora.

Aber wie kommen sie da eigentlich rein und was machen sie da überhaupt? Und sind Bakterien nicht eigentlich schädlich?

Während wir als Embryo im Mutterleib sind, haben wir noch einen komplett sterilen Magen-Darm-Trakt. Erst während der Geburt kommen wir zum ersten Mal mit (Darm-)Bakterien, nämlich mit denen unserer Mutter, in Kontakt. Weitere Bakterien folgen dann in den ersten drei Lebensjahren über unsere Umwelt (Spielzeug, Mamas Rockzipfel, andere Kinder, die Sitzpolster in der Straßenbahn, der Sandkastensand etc.) und über unsere Nahrung hinzu, bis die Besiedelung unseres Darms komplett ist. Dieser individuelle Bakterienmix bleibt uns unser ganzes Leben erhalten, und es kommen kaum neue Bakterien hinzu, auch wenn wir ständig von welchen umgeben sind. Rund 160 von 1000 möglichen und verschiedenen Bakterienarten bevölkern dann jeden Darm und bilden zusammen die Darmflora, die aus 100 Billionen Bakterien besteht und bei einem erwachsenen Menschen rund ein bis zwei Kilogramm wiegt. Auch auf und in unserem restlichen Körper sind Bakterien zu finden. Überall sogar. Aber nirgends finden sich so viele von ihnen wie im Darm: nämlich 99 Prozent aller unserer körpereigenen Bakterien.

Und jetzt wird es schon total spannend! Wenn man auf die Zellebene wechselt und jede einzelne Zelle unseres Körpers zählt, bestehen wir zu 90 Prozent aus Bakterien beziehungsweise nur zu zehn Prozent aus menschlichen Zellen. Man könnte sich also fragen: Sind wir am Ende gar keine Menschen, sondern nur riesige Ansammlungen kleiner Bakterien mit einer menschlichen Hülle drum herum? Ein verrückter Gedanke! Ich liebe die Wissenschaft für solche Erkenntnisse!

Aber zurück zu den Bakterien, also zu uns ... Es gibt schon so viel über sie zu erzählen, und doch wissen wir nur einen Bruchteil über sie, da es einfach so unglaublich viele von ihnen gibt.

Die wichtigste Erkenntnis ist jedoch schon mal gewesen, dass sie nicht per se schädlich sind, wie man früher dachte, sondern dass die meisten Bakterien für uns sogar unverzichtbare Helfer sind. Einige von ihnen wohnen im Dünndarm, aber der Großteil (rund 100.000-mal mehr!) lebt im Dickdarm. Manche von ihnen brauchen Sauerstoff, andere wieder nicht, aber alle zusammen lieben es, wenn es schön feucht und richtig warm ist. Und wenn dann noch regelmäßig ein Käsebrot oder etwas in der Art vorbeikommt, mit dem sie sich dann die Zeit vertreiben können. Umso besser ...

Die meisten Darmbakterien sind uns freundlich gesonnen, es gibt aber auch solche, die uns schaden können. Zu diesen unfreundlichen Zeitgenossen (man nennt sie auch »pathologisch« oder »Pathogene«) gehören zum Beispiel Salmonellen, Shigellen oder EHEC. Wenn wir die erst mal in uns haben, ist das bei einem gesunden Menschen nicht gleich ein Weltuntergang, aber es ist wichtig, dass wir ihre Ausbreitung rechtzeitig stoppen. Nehmen sie nämlich überhand, kippt die Stimmung nicht nur im Darm: Wir werden müde und krank. Man nennt das dann Dysbiose. Ein solches Ungleichgewicht muss dann meist mit einer Darmsanierung und der Ansiedlung guter Bakterien wieder umgekehrt werden.

Interessanterweise hat man festgestellt, dass sich die Darmflora auch bei einigen Krankheitsbildern verändert. Bei Darmerkrankungen wie Morbus Crohn oder einem Reizdarm finde ich das irgendwie naheliegend, aber bei Rheuma oder gar Autismus wäre ich nicht von selbst darauf gekommen. Menschen mit gesunder Darmflora haben zudem weniger Allergien als andere. Offenbar steht die Darmflora also in starker Verbindung mit der allgemeinen Gesundheit und reagiert auf Veränderungen im Körper.

Aber schauen wir uns doch mal genauer an, was die Bakterien den ganzen Tag so in unserer Mitte treiben. Klar, sie helfen bei der Verdauung. Deshalb sind sie ja im Darm daheim. Ich glaube, kein Darmbewohner hat nicht in irgendeiner Form mit der Verdauung und mit Lebensmitteln zu tun. Die Darmbakterien produzieren

Enzyme, die unserem Körper helfen, unsere Nahrung in ihre einzelnen Bestandteile zu zerlegen, damit sie dem Körper anschließend zur Verfügung stehen (als Energie und Bausteine, das hatten wir ja schon beim Thema Stoffwechsel...), und sind besonders gut darin, auch Stoffe zu zerlegen, die sonst nicht verwertbar wären, wie zum Beispiel Ballaststoffe, aus denen die Bakterien Energie und Bausteine machen können. Manche der Darmbakterien sind sogar in der Lage, zur Unterstützung der Verdauungsarbeit Vitamine (zum Beispiel die Vitamine K, B1, B2, B6, B12) zu produzieren, die sie dann gleich wieder selbst verwerten können. Darmbakterien bekämpfen außerdem Krankheitserreger, die in den Darm gelangt sind, und beeinflussen beziehungsweise unterstützen unser Immunsystem, wie wir später noch genauer sehen werden. Sie sind also durchaus sehr vielseitig einsetzbar und unverzichtbar für unsere Gesundheit und unser Wohlbefinden.

Das wird auch durch immer wieder neue Forschungsergebnisse bestätigt. Dr. Peer Bork und seine Wissenschaftskollegen vom Europäischen Laboratorium für Molekularbiologie (EMBL) in Heidelberg forschen beispielsweise seit Jahren zur Darmflora. Dabei haben sie 2011 eine Entdeckung gemacht, die in der Wissenschaftswelt für Wirbel sorgte: Unabhängig von Geschlecht, Alter, Herkunft etc. gehört jeder Mensch zu einem von insgesamt drei Darmflora-Typen, den sogenannten Enterotypen. Etwa so, wie jeder von uns eine von vier Blutgruppen hat, hat auch jeder eine der drei Typen von Darmflora. Man unterscheidet zwischen dem *Bacteroides*-, dem *Prevotella*- und dem *Ruminococcus*-Typ, je nachdem, welches Bakterium besonders häufig vorkommt. Diese drei Typen beeinflussen unsere Gesundheit entscheidend mit, denn sie haben aufgrund ihrer unterschiedlichen Zusammensetzung verschiedene Fähigkeiten und verwerten beziehungsweise vertragen

Nahrung völlig unterschiedlich. Ich umreiße hier nur ganz kurz, was sie charakterisiert:

Der *Bacteroides-Typ* baut besonders schnell Zucker ab und gibt diesen an den Körper weiter. So gelangt er besonders schnell zu Energie.

Die Darmflora des Typs *Prevotella* enthält Bakterien, die im Vergleich zu den beiden anderen besonders viele Vitamine produzieren können, die ja lebenswichtige Bausteine für so ziemlich alle Abläufe in unserem Körper sind, wie wir später noch erfahren werden.

Und Bakterien des *Ruminococcus*-Typs können besonders gut unverdauliche Ballaststoffe wie Zellulose in Zucker aufspalten und verwerten. Das bedeutet, dass Menschen mit diesem Darmflora-Typ mehr Energie aus der Nahrung ziehen, aber damit leider auch eine stärkere Neigung zu Übergewicht haben könnten.

Ich finde das vor allem deshalb interessant, weil es meiner Meinung nach bestätigt, dass Ernährungsfragen sehr individuell beantwortet werden sollten und nicht jeder Mensch mit jedem Lebensmittel oder Ernährungsmodell gleich gut fährt. Man sollte da einfach mehr auf sich hören und sich nicht immer mit anderen vergleichen. Denn es bringt nichts, gefrustet zu sein, wenn die beste Freundin die Sahnetorte viel besser verträgt und anders verwertet als man selbst. Wahnsinn, was die Darmflora alles ausmacht, oder?

Für die Forscher in Heidelberg steht aber noch ein weiterer Zusammenhang im Mittelpunkt des wissenschaftlichen Interesses: die mögliche Verbindung unterschiedlicher Bakterienstämme zu ganz bestimmten Krankheiten. Vielleicht kann man irgendwann in der Zukunft anhand unseres Darmflora-Typs vorhersagen, für welche Krankheiten wir eine stärkere Veranlagung haben, und entsprechend früh vorbeugend reagieren.

Wenn man bedenkt, dass bis in die 1990er-Jahre hinein Bakterien grundsätzlich für schädlich gehalten wurden, ist das doch echt eine Sensation, was die Heidelberger da herausgefunden haben und noch weiter erforschen werden! Da wäre ich am liebsten selbst Wissenschaftlerin. Als ich das las, habe ich mich gleich gefragt, ob man nicht einfach die Bakterienstämme austauschen könnte, wenn man eine bestimmte Veranlagung hat oder zum Beispiel nicht zum Ruminococcus-Typ gehören will, weil man lieber schlanker wäre? Das wäre doch praktisch!

Bei Mäusen geht das nämlich. Allerdings nimmt man für solche Experimente sterile Mäuse, also solche, die noch komplett bakterienfrei sind. So hat man zum Beispiel dünne Mäuse dick gemacht, indem man ihnen die Darmflora von dicken Mäusen implantierte. Da wir Menschen aber nicht steril sind und die Darmflora hochkomplex, ist das bei uns nicht so einfach möglich. Aber wer weiß, was für wissenschaftliche Sensationen noch so auf uns warten …

Immerhin ist es schon möglich, bestimmte Krankheiten durch Stuhltransplantation zu heilen. Dabei wird Stuhl einer gesunden Person in den Darm einer kranken Person eingepflanzt (es gibt auch Kapseln zum Schlucken, falls jemandem der Gedanke besser gefällt). Klingt vielleicht eklig, hat aber einen großen Effekt, da so fehlende gute Darmbakterien einfach angesiedelt werden können, ohne dass die gesamte Darmflora ausgetauscht werden muss. Denn eine gesunde Darmflora bringt nicht nur Gesundheit, sondern auch gute Laune!

# DARMBAKTERIEN – 
# DIE STIMMUNGSKANONEN

Doch wie ist das denn jetzt mit dem Einfluss unserer Darmflora auf die Stimmungslage oder unser Verhalten? Wie funktioniert das? Im Prinzip ist es so, dass Darmbakterien bei ihrer Arbeit im Darm Stoffe produzieren, aktivieren und aussenden, mit denen sie sich »unterhalten«, die auf die Darmwandzellen einwirken und die Signale ans Gehirn schicken können. Diese Stoffe, die sozusagen als Informationsträger fungieren, sind zum Beispiel Botenstoffe, Hormone, Immunzellen (diese werden im Darm »trainiert« und wandern durch den ganzen Körper, auch in unser Gehirn) oder sogenannte Metabolite (das sind Stoffe, die beim Verstoffwechseln unserer Nahrungsbestandteile entstehen). Das System, in dem sie Informationen weitergeben, ist hochkomplex und noch sehr wenig erforscht. Aber ein paar Erkenntnisse gibt es bereits.

Die sogenannten Lactobacillus- und Bifidobakterien zum Beispiel sind »freundliche« Darmbakterien, auch Probiotika genannt, und wichtige Gegenspieler gegen »unfreundliche« Gesellen wie Fäulnisbakterien etc. Diese beiden sind aber erwiesenermaßen nicht nur gegen ungebetene Gäste gut, sondern können sogar die Produktion von Serotonin, Dopamin und GABA (Gamma-Amino-Buttersäure, wirkt angstlösend) anregen. Und das sind alles Botenstoffe, die auf unsere Stimmungslage Einfluss haben und von denen jeder gerne viele, viele ausschütten würde. Dieser besondere »Freundschaftsdienst« der beiden Bakterienstämme wurde schon in mehreren Versuchen belegt. In einem von ihnen bekamen gesunde Testpersonen 30 Tage lang einen Mix aus *Lactobacillus helveticus* und *Bifidobacterium longum* (Ich finde, die Namen klingen alle immer nach römischen Feldherren oder Charakteren aus Monty Pythons »Das Leben des Brian«). Sie fühlten sich anschließend besser und weniger ängstlich als eine gleich große, ebenfalls völlig gesunde Testgruppe, die das Probiotikum nicht bekommen hatte. Auch bei Menschen mit chronischem Erschöpfungssyndrom und bei Reizdarmpatienten, beides Erkrankungen, die Depressionen und Angstgefühle mit sich bringen können, war dieser Test erfolgreich. Die These von Prof. Graham A.W. Rook vom University College London lautet: »Die Darmflora reguliert Entzündungsprozesse im Körper. Eine veränderte Darmflora kann bei entsprechend veranlagten Individuen zu anhaltenden Entzündungsreaktionen führen – und damit auch deren Gemütslage beeinflussen.« Denn Entzündungen lassen im Gehirn manchmal die Alarmglocken läuten und unseren Körper auf »hab acht!« schalten.

Da chronische Entzündungen und mit ihnen Erkrankungen wie Asthma, Reizdarmsyndrom und Übergewicht seit Mitte des 20. Jahrhunderts stark zugenommen haben, glaubt er, dass unsere moderne Lebensweise der Auslöser dafür sein könnte. Vor allem unsere beinahe sterile Lebensweise, unser fehlender Kontakt zu Bakterien, Würmern, Fäkalien und Dreck könnte seines Erachtens eine Erklärung dafür sein. Man nennt das die »Alte-Freunde-Theorie«, die besagt, dass unser Immunsystem in einer weniger sauberen Umgebung früher mehr gefordert und so trainiert wurde. Bakterien, Würmer etc. sind demnach »alte Freunde«, die uns damals robuster machten. Ich denke da zum Beispiel gleich an diese Hand-Desinfektionsgels, die ich auch eine Weile lang ständig in meiner Tasche mit mir herumgetragen habe und ganz toll fand. Vielleicht war das rückblickend etwas übertrieben und diese Vorsichtsmaßnahme eher in Krankenhäusern oder generell im Umfeld geschwächter Menschen notwendig.

Es gibt also immer mehr Wissenschaftler, die der Frage nachgehen, warum die Stimmung und Gemütsverfassung des Einzelnen ganz eng mit den jeweiligen Vorgängen im Darm zusammenhängt. Das aktuell wohl größte europaweite Forschungsprojekt heißt »My New Gut« und liefert ständig neue und spannende Erkenntnisse. Bis das *Warum* der Wechselwirkung zwischen Darm und Stimmungslage aber geklärt ist, möchte ich nicht warten. Meine persönlichen Erfahrungen haben mir gezeigt, wie sehr ich schon jetzt auf meine Gefühlslage Einfluss nehmen kann. Und wenn eine gesunde Darmflora positiven Einfluss darauf hat, gibt es eine ganze Menge Faktoren, an denen man selbst drehen kann. Also kümmern wir uns doch einfach mal darum, was wir schon jetzt selbst tun können, bevor wir uns fremde Darmbakterien einpflanzen lassen.

## WER ODER WAS BEEINFLUSST DIE DARMFLORA SONST NOCH?

Unsere Darmflora ist in gesundem Zustand zwar relativ stabil, aber trotzdem einem stetigen Wandlungsprozess unterworfen. Täglich, sogar stündlich, wirken innere wie äußere Einflüsse auf sie ein. Und zwar indem Darmbakterien ausgeschieden werden (rund ein Drittel unseres Stuhls besteht aus Bakterien!), sich vermehren, aktiviert werden oder durch äußere Einflüsse hinzukommen. Und auf diese Veränderung können wir Einfluss nehmen, indem wir genauer darauf achten, was wir unserem Körper zuführen. Denn die Darmwand ist mit ihren rund 200 Quadratmetern Fläche die größte Kontaktstelle zwischen bisher körperfremden Stoffen und uns. Dabei kommt die Darmwand nicht nur mit Nahrung in Kontakt, sondern wird auch mit vielen anderen Stoffen wie Medikamenten, Krankheitserregern, künstlichen Zusatzstoffen und unendlich viel mehr konfrontiert, die Einfluss auf die Zusammensetzung und somit die Gesundheit unserer Darmflora nehmen können.

## Ernährung

Geht man den Magen-Darm-Trakt entlang, trifft man mit der Zeit immer mehr und immer spezialisiertere Bakterien. Die meisten und vielfältigsten leben im Dickdarm. Da die Dickdarmschleimhaut aber nicht wie unsere anderen Organe komplett über den Blutkreislauf mit Nährstoffen versorgt wird, ist es wichtig, dass bestimmte Stoffe auch mit der Nahrung, die wir essen, dort ankommen, damit sie stark und gesund bleibt.

Da aber Magen und Dünndarm schon einen Großteil der Verdauungsarbeit leisten, bleibt dem Dickdarm nicht mehr so viel übrig, was er noch aus der Nahrung rausziehen kann. Es gibt aber zwei wichtige Stoffe, die weitestgehend »unbeschadet« bei ihm ankommen, und die er dringend braucht: Ballaststoffe und sekundäre Pflanzenstoffe.

Ballaststoffe, die vom Dünndarm nicht aufgespalten werden können, werden von den Bakterien im Dickdarm zersetzt. Dabei entstehen Fettsäuren, die er als Baustoffe und für die Energiegewinnung braucht und die die Darmbewegung (auch Motalität genannt) begünstigen und richtig in Schwung bringen. Diese Fettsäuren wirken zudem entzündungshemmend, stärken die Darmwand und die Schleimhaut. So sorgt eine ballaststoffreiche Ernährung für eine gesunde und starke Darmflora, die den freundlichen Darmbakterien ein perfektes Zuhause bietet, sodass sie sich weiter vermehren können.

Haben wir aber zu wenige Ballaststoffe im Darm, »verhungern« die guten Darmbakterien, und die Schleimhaut, die auch für unser Immunsystem überaus wichtig ist, kann dünner und durchlässiger werden, was wiederum Entzündungen und andere Erkrankungen hervorrufen kann. Ballaststoffe sind also unverzichtbar für viele und gut gelaunte Darmbakterien und einen gesunden Darm.

Sekundäre Pflanzenstoffe sind vor allem in Obst und Gemüse enthalten und ebenso wie die Ballaststoffe nicht so einfach aufzuspalten, da sie meist in den Schalen und Blättern von Pflanzen sitzen. Sie werden deshalb auch größtenteils erst im Dickdarm aufgespalten, wo sie der Darmflora große Freundschaftsdienste leisten. Sie werden in der Naturheilkunde schon lange als antimikrobiell (also »gegen Bakterien« wirksam) gelobt, wobei sie ihre Wirkung glücklicherweise nur gegen die schädlichen Bakterien und nicht gegen die freundlichen Bakterien richten. Sie nehmen Einfluss auf die Zusammensetzung der Darmflora sowie die Aktivität der Bakterien und können so ebenfalls für ein gutes Milieu und gute Stimmung im Darm sorgen. Außerdem werden ihre zahlreichen nützlichen Inhaltsstoffe nach der Aufspaltung über die Darmwand aufgenommen und im Körper dorthin transportiert, wo sie sonst noch gebraucht werden. Essen wir genügend Lebensmittel, in denen sekundäre Pflanzenstoffe und Ballaststoffe enthalten sind, können wir den Darm vorsorglich stärken, damit erst gar keine Erkrankungen entstehen.

Mittlerweile gibt es leider unglaublich viele Lebensmittel und Lebensmittel-Zusatzstoffe, die der Darmflora schaden können. Künstlich hergestellte Konservierungsmittel, Farb- und Aromastoffe oder Emulgatoren zum Beispiel, die unsere Lebensmittel optimieren sollen, können von unserem Körper missverstanden werden und vor allem in der Darmflora zu Irritationen führen. Vor

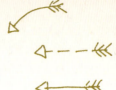

## WEITERE EINFLUSSFAKTOREN AUF DIE DARMFLORA

### LEBENSMITTEL-ZUSATZSTOFFE

Zusatzstoffe in Lebensmitteln sind künstlich hergestellt und hinzugefügt. Ihr Effekt soll das Lebensmittel optimieren, sie können aber auch in unserem Körper weiter wirken. Woher soll denn auch ein Konservierungsstoff wissen, dass er nur im Marmeladenglas und nicht mehr in meinem Darm wirken soll?!

#### KONSERVIERUNGSSTOFFE
z.B. E 210 und E 200 (Benzoe- und Sorbinsäure) wirken antimikrobiell, bekämpfen also jede Art von Bakterien, egal ob gut oder schädlich.

#### EMULGATOREN
z.B. E 433 und E 466 (Polysorbat und Carboxymethylcellulose) stehen im Verdacht, die Darmschleimhaut dünner und durchlässiger zu machen, die Zusammensetzung der Darmflora negativ zu verändern und Darmentzündungen, Diabetes und Übergewicht zu begünstigen.

### MEDIKAMENTE

Generell kann jedes Medikament Nebenwirkungen haben, sie zeigen sich aber bei jedem Menschen auf unterschiedliche Art und Weise. Man sollte deshalb immer aufmerksam sein, während man sie einnimmt.

#### ANTIBIOTIKA
sind wohl der größte Feind der Darmflora. Bei 50-70% der Menschen regeneriert sich die Darmflora nach der Einnahme von selbst, bei allen anderen muss sie wieder aufgebaut werden. Es wird daher empfohlen, nur im Notfall Antibiotika einzunehmen und dann ein gezieltes Präparat. Begleitend kann man vorsorglich ein *Probiotikum* (also »freundliche« Darmbakterien) einnehmen und sich gesund ernähren (vor allem Zucker sollte reduziert werden, da dieser das Bakterienwachstum unterstützt).

## HORMONPRÄPARATE

Hormone nehmen nicht nur Einfluss auf unsere Gefühlswelt, sondern können auch unsere Darmflora beeinflussen. Ihre Einnahme sollte deshalb genau beobachtet werden.

### z.B ÖSTROGENE
Die Östrogene, die in der *Anti-Baby-Pille* enthalten sind, können z.B. die Ansiedlung von Hefepilzen begünstigen.

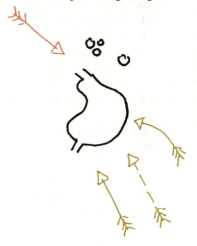

## BAKTERIEN, PILZE, PARASITEN

*Bakterien, Pilze* und *Parasiten* finden sich überall. Zum Beispiel in verschimmeltem, verdorbenem Essen oder in Form sonstiger Krankheitserreger, die auf uns, unseren Haustieren oder im Haushalt leben.

Sie können die Zusammensetzung unserer Darmflora verändern und die Darmwand durchlässiger machen.

### PILZE
verstoffwechseln Kohlenhydrate zu Kohlendioxid (das führt z.B. zu aufgeblähtem Bauch) und Fuselalkoholen und können so die Leber schädigen, wenn sie unentdeckt bleiben.

allem aber die »westliche« Ernährung, in der viele tierische Fette, rotes Fleisch und Zucker vorkommen, schadet unserer Darmflora und führt dazu, dass vermehrt Entzündungsstoffe ausgeschüttet werden (später mehr dazu). Und das wiederum lässt die Darmschleimhaut dünner und durchlässiger werden und begünstigt die Zunahme und Ausbreitung schlechter Darmbakterien. In der Folge können weniger Nähr- und Mineralstoffe aufgenommen werden, was den Körper immer mehr schwächt.

## Stress

Stress ist neben der Ernährung tatsächlich ein weiterer großer Einflussfaktor auf die Gesundheit der Darmflora. Streng genommen kommt er gar nicht von außen, sondern passiert in uns drin aufgrund chemischer Reaktionen (auch wenn die Ursachen für Stress meist von außen kommen). Es werden dann sogenannte Stresshormone ausgeschüttet, die die Zusammensetzung der Darmflora verändern, indem sie die Produktion von Botenstoffen ankurbeln, die (auch die guten) Bakterien bekämpfen und das Immunsystem alarmieren. Dadurch herrscht Chaos in der Darmflora-Gemeinschaft. Ich denke, das hat jeder schon erlebt, wenn er vor einer Prüfung aufgeregt war oder im Job viel zu tun hatte und daraufhin Bauchschmerzen oder Verdauungsprobleme bekam.

Der wissenschaftliche Beweis dafür wurde u.a. in einer Astronauten-Studie geliefert. Wie man sich denken kann stehen die ja bei einem Weltraumflug unter enormem Stress, und tatsächlich wurde beobachtet, dass sich bei ihnen allen während ihres Ausflugs ins All die Darmflora stark veränderte. Es gibt noch etliche weitere Studien zum Einfluss von Stress auf unsere Darmflora, die alle zum selben Ergebnis kamen. Ich finde die Astronautengeschichte aber besonders spannend und einprägsam. Und ich schließe daraus: Der Darm hat mich in richtig entspanntem Zustand am liebsten. Dito, kann ich da nur sagen.

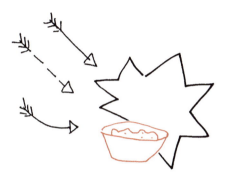

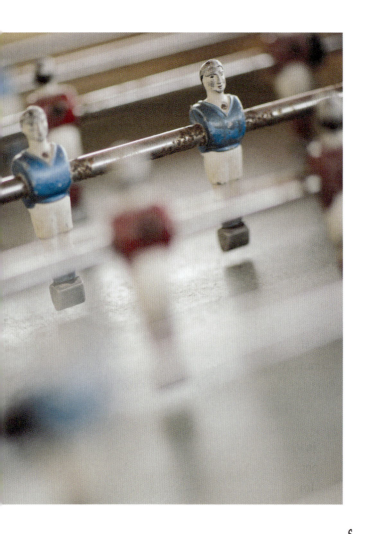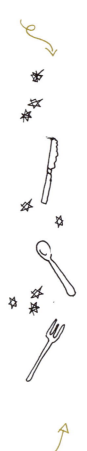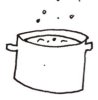

# Unser Immunsystem
– der Club mit der härtesten Tür

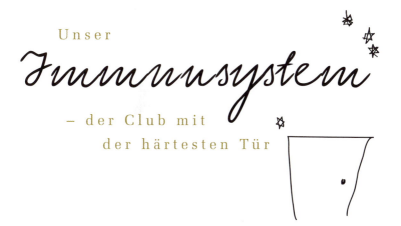

Nachdem wir jetzt viel Zeit mit unserer Freundin namens Darmflora verbracht haben, wird es Zeit, ihren Partner Immunsystem kennenzulernen. Mit den beiden kann man eigentlich gar nicht getrennt reden, denn sie können quasi nicht ohne einander. 70 bis 80 Prozent des Immunsystems – genauer gesagt, seiner Abwehrzellen – sitzen in der Darmwand. Aber was ist eigentlich das Immunsystem genau und wie arbeitet es?

Vereinfacht gesagt, besteht unser Immunsystem aus zwei Türstehern und ihren jeweiligen Teams, die in einem exklusiven Club – unserem Körper – arbeiten. Der erste Türsteher ist das sogenannte angeborene Immunsystem, der zweite steht für das sogenannte adaptive oder erlernte Immunsystem. Nennen wir sie einfach Türsteher 1 und Türsteher 2. Wen sie auf keinen Fall reinlassen wollen, sind die sogenannten Pathogene. Das ist eine Bande von Bakterien, Viren, Würmern und Pilzen, die versuchen, über alle möglichen Wege in unseren Club zu gelangen, um ihre

»Pathy« zu feiern. Als Türen benutzen sie zum Beispiel unser Essen, Trinken, die Atemluft, unsere Haut oder Schleimhäute und so manch anderes Schlupfloch. Klar, die Türen sollten verschlossen sein, deshalb haben wir als Schlösser zum Beispiel Flimmerhärchen in der Nase, einen sauren pH-Wert auf der Haut oder wir niesen und husten, um sie schnell wieder loszuwerden. Wenn diese erste Barriere aber nicht funktioniert (weil wir zum Beispiel eine Verletzung haben), springen die beiden Türsteher ein, die direkt hinter der Schwelle warten. Und die Jungs sind so super organisiert, dass sie eine Erfolgsrate von fast 100 Prozent haben. Dafür haben wir sie ja auch eingestellt.

Türsteher 1 steht vorne und reagiert sofort. Er hat leider kein Gedächtnis und kann sich die Gesichter der Pathogene daher nicht merken. Sein Team besteht aus mehreren Leuten (sogenannte lösliche Komponenten und Zellen), die alle unterschiedliche Aufgaben haben. Die einen kümmern sich um Bakterien, andere sind spezialisiert auf Würmer und Parasiten und manche sind dazu da, dem Türsteher 2 Bescheid zu geben, wo was los ist. Einen besonders wichtigen und schwierigen Job im Team 1 haben die sogenannten Natürlichen Killerzellen (NK-Zellen), denn sie nehmen sich innerhalb von infizierten Zellen die Viren vor, um sie zu eliminieren. Dabei müssen sie aber ganz genau hinschauen, damit sie kranke von gesunden Zellen richtig unterscheiden, was nicht immer so einfach ist.

Türsteher 2 ist eher etwas langsamer unterwegs, aber er vergisst nie ein Gesicht! Deshalb ergänzen sich die beiden Jungs ja so perfekt. Sein Abwehrzellen-Team (die sogenannten T- und B-Zellen) ist darauf spezialisiert, Pathogene wiederzuerkennen und sich ganz individuell auf sie und ihre besonders fiesen Tricks einzustellen. Sie fangen an zu arbeiten, wenn dem ersten Türsteher ein paar ungeliebte Partygäste entgangen sind, weil sie sich zum Beispiel mit einer Schleimkapsel getarnt haben oder Ähnliches. Ist also so einer durchgerutscht, wird von Team 2 analysiert, ob er schon bekannt ist und man schon ein »Mittelchen«, sogenannte Antikörper, gegen ihn griffbereit hat, oder ob man ganz neue Gegenmittel besorgen muss. Die Antikörper werden dann über das Lymphsystem und das Blut durch unseren ganzen Körper geschickt und haben nur eine Aufgabe: Sie halten sich, vereinfacht gesagt, mit einer Hand an dem Eindringling fest und docken mit ihrer anderen Hand an körpereigene Zellen (sogenannte Fresszellen) an, die ihn neutralisieren, unbeweglich machen und fressen. Faszinierend, oder?

Um die Arbeit der beiden Türsteher und ihrer Teams zu koordinieren, wurden als Eventmanager die sogenannten Zytokine (das sind Botenstoffe) eingestellt, von denen es wiederum zwei Gruppen gibt. Zuerst springen die entzündungsfördernden Zytokine ein, die koordinieren, dass die Pathogene abgewehrt werden, und anschließend kommen die entzündungshemmenden Zytokine zum Einsatz, die den Heilungsprozess auslösen, sodass wieder Ruhe im Karton herrscht. Der Job dieser zwei Gruppen von Eventmanagern nennt sich »Immunantwort« und sowohl Türsteher 1 als auch Türsteher 2 nehmen ihre Dienste in Anspruch. Wichtig ist nur, dass die beiden Zytokin-Gruppen immer im Gleichgewicht sind, denn sonst wird entweder der Krankheitserreger nicht erfolgreich bekämpft oder es gibt nach Ausschalten des Erregers keine Heilung. In beiden Fällen können dann chronische Entzündungen entstehen (im Darm zum Beispiel Morbus Crohn).

Der Schauplatz des ganzen Geschehens, also unseres Immunsystems, ist auf unseren ganzen Körper verteilt. Es hat zum Beispiel Niederlassungen im Knochenmark, in den Lymphknoten, in unseren Schleimhäuten, in der Milz und in den Mandeln. Vor allem aber (wie bereits erwähnt, mit 70 bis 80 Prozent des gesamten Systems) sitzt es in unserem Dünndarm und Blinddarm, die das »darmassoziierte Immunsystem« beherbergen. Dort werden 90 Prozent aller Antikörper gebildet. Und so schließt sich der Kreis. Der Darm ist also so etwas wie die Zentrale des Immunsystems!

Aber warum ist das ausgerechnet dort? Ganz einfach: Das darmassoziierte Immunsystem hat deshalb einen so hohen Stellenwert, weil die Darmwand riesengroß ist und direkt und intensiv mit ganz vielen körperfremden Stoffen in Kontakt kommt. Zum Beispiel Nahrungsbestandteilen, Toxinen, Viren, Pilzen, schädlichen Bakterien und Stoffwechselprodukten. Es macht also Sinn, dort die meisten »Leute« abzustellen.

Die wichtigsten Partner, Trainer und Informanten unseres Immunsystems im Darm sind die schon so oft gelobten Darmbakterien, denn sie sind ganz nah dran am Geschehen und helfen mit, uns gesund zu halten. Zum Beispiel verhindern sie in den meisten Fällen schon von vornherein, dass Keime aus einem verschimmelten Stück Brot sich in die Darmschleimhaut einnisten und so ins Blut gelangen können. Sie stehen in direkter Konkurrenz zu den schädlichen Bakterien und müssen um ihren Platz im Darm kämpfen. Auf diese Weise helfen sie dem Immunsystem an vorderster Front, stehen also noch vor dem Türsteher 1 beim Analysieren und Aussortieren der Gäste und arbeiten schon aus eigenem Interesse sehr effektiv. Dazu müssen sie aber natürlich in ausreichender Anzahl und der richtigen Vielfalt im Darm vorhanden sein. Außerdem fördern sie auch noch den Aufbau der Darmschleimhaut und versorgen diese mit Nährstoffen, damit sie gesund und stark ist. Das (darmassoziierte) Immunsystem funktioniert also vor allem, wenn die Zusammenarbeit mit den richtigen Darmbakterien klappt.

Außerdem arbeitet das Immunsystem noch eng mit dem Nervensystem im Darm zusammen, denn Nervenzellen und die Immunzellen treffen sich in den Lymphknoten des Darms. Die Nervenzellen unterstützen das Abwehrsystem ebenfalls bei der riesigen Aufgabe, gute und schlechte Bakterien zu unterscheiden. Sie können zum Beispiel überflüssige Entzündungen unterbinden, wenn die Immunzellen zu Unrecht ein Bakterium in die Kategorie der feindlichen Bakterien eingeordnet haben. Ein hochkomplexes System also, in dem alle Mitspieler sehr aufmerksam und fit sein müssen, um unsere Gesundheit zu bewahren.

## WIE REDET DAS IMMUNSYSTEM BEI UNSERER STIMMUNG MIT?

Was hat das nun alles mit unserer Gemütslage zu tun? Das kann man auch wieder am Beispiel unseres exklusiven Clubs erklären: Sollte trotz der starken Performance von Team 1 mal ein schädlicher Fremdstoff unerkannt bleiben und durchkommen, bilden die Abwehrzellen aus Team 2 in der Darmwand Antikörper, um die Eindringlinge zu zerstören. Hier springen natürlich zusätzlich auch noch die Eventmanager (Zytokine) wieder ein, um die Immunantwort zu koordinieren. Ist die Darmwand aber aufgrund der Infektion, einer schwachen Darmflora, durch Medikamente oder aus anderen Gründen dünn und durchlässig geworden, kann es passieren, dass entzündungsfördernde Zytokine durch die Darmwand ins Gehirn kommen. Da gehören sie eigentlich nicht hin, denn im Gehirn gibt es noch andere von ihnen. Wenn die Zytokine aus dem Darm nun also in den Kopf gelangen und dort ihre Verwandten im

Gehirn anregen, können auch dort Entzündungen entstehen und dadurch Gefühlszustände wie Angst, Ermüdung und depressive Stimmungen verstärkt werden. Die Zytokine im Kopf hemmen vermutlich die Produktion von Serotonin, Dopamin und Glutamin, die eine große Rolle bei unserer Stimmung und der Entstehung von Depressionen spielen. Sie können so wichtige Kreisläufe unterbrechen, die zum Beispiel Motivation, Angstzustände, Erregung und Motorik regeln. Und das einfach nur, weil im Kopf etwas Falsches ankam. In diesen Bereichen besteht noch enormer Forschungsbedarf, da die Zusammenhänge immer noch nicht vollständig klar sind. Immer mehr Experten wie zum Beispiel auch der Neurowissenschaftler Prof. Jonathan P. Godbout von der Ohio State University kommen zu dem Schluss, dass das Immunsystem und das Gehirn ebenso wie Entzündungen und Depressionen miteinander zusammenhängen. Ich würde sogar so weit gehen und sagen, dass man aus den bisherigen Erkenntnissen ableiten kann, dass ein starkes Immunsystem nicht nur Entzündungen verhindert, sondern auch das Risiko minimieren kann, depressive Verstimmungen oder Ängste zu entwickeln. Und da das Immunsystem ja vorrangig im Darm sitzt und mit unseren Nahrungsmitteln direkt in Kontakt gerät, ist es wichtig zu wissen, welche Nahrungsmittel unserem Immunsystem nutzen und welche ihm schaden. Klar, oder?

## ESSEN FÜRS IMMUNSYSTEM

Unser Immunsystem verändert sich, je nachdem, wie alt wir sind, ob wir beispielsweise Medikamente nehmen oder (chronische) Krankheiten haben. Und – wer hätte das gedacht? – es wird auch davon beeinflusst, wie wir uns ernähren. Wenn wir regelmäßig gesunde Sachen essen, brauchen wir einfach weniger (oder keine) Medikamente. Denn rund 70 Prozent unserer Krankheiten könnten durch die richtige Ernährung und einen guten Lebensstil (genügend Bewegung an der frischen Luft, nicht rauchen, wenig Alkohol etc.) verhindert werden. Man nennt sie umgangssprachlich »Zivilisationskrankheiten« oder »Wohlstandskrankheiten«, wobei sie mit Wohlstand heutzutage eigentlich gar nicht mehr viel zu tun haben. Laut Statistiken ernähren sich nämlich vor allem sozial schlechter gestellte Menschen ungesünder und kaufen tendenziell häufiger Fertiggerichte, billig produzierte Lebensmittel, weniger Bioprodukte etc., da diese auf den ersten Blick günstiger sind als gesundes Essen. Die möglichen Folgen dieser Mangelernährung sind zum Beispiel Diabetes-Typ-2, Bluthochdruck, Herz-Kreislauf Erkrankungen, Übergewicht und sogar manche Krebserkrankungen. Mit »auf den ersten Blick günstiger« meine ich, dass die Tiefkühlpizza erst mal wenig kostet. Allerdings hinterlässt sie unseren Körper auch ziemlich schnell wieder unbefriedigt, da sie eventuell nicht alle Stoffe enthalten hat (zum Beispiel Vitamine, gute Fette, Eiweiß etc.), nach denen der Körper verlangt, um bestimmte Körperfunktionen aufrechtzuerhalten. So bekommen wir schnell wieder Hunger. Ist bei der nächsten Mahlzeit wieder nichts Brauchbares dabei, geht das immer weiter so, denn unser Körper will gesund und stark sein, und er versucht, uns irgendwie dazu zu bringen, die Mengen an bestimmten Stoffen zu uns zu nehmen, die er gerade braucht. Auch wenn das vereinfacht gesagt heißt, dass wir nach der Pizza noch drei Burger essen müssen, bis unser Hunger nach Vitamin C und Beta-Carotin, das beides in den Tomaten drin ist, gestillt wurde, weil der Körper seine Abwehr gerade stärken will. Das ist nämlich eine der Ursachen für Heißhunger. Dass das ganze »schlechte Fett« und der überflüssige Zucker, die der Burger mitbringt, uns dann wiederum schwächen, ist ein ziemlich doofer Nebeneffekt.

Was ich damit einfach sagen will: Wenn man von vorneherein gut und gesund isst, dankt es einem der Körper viel schneller mit Sattheit, Fitness und einem starken Immunsystem, und man muss unterm Strich nicht mal mehr Geld für Essen oder, was noch viel schlechter ist, für Medikamente ausgeben. Ein guter Deal, wie ich finde. Also, was muss drin sein, damit wir ein fittes Immunsystem haben und nicht krank werden?

## Fett – aber richtig

Fette und Fettsäuren sind Energiequellen und einige von ihnen (die sogenannten essenziellen Fettsäuren) sogar lebensnotwendige Nährstoffe und bilden auch einen wichtigen Bestandteil unserer Zellen. Und genau darin liegt ihre Bedeutung für das Immunsystem. Sie beeinflussen, wie durchlässig die Zellmembranen sind. Mehrfach ungesättigte Fettsäuren sind besonders wichtig. Sie haben im Gegensatz zu gesättigten Fettsäuren eine abgeknickte Form, so können ihre Moleküle in der Zelle nicht zu eng gepackt werden, was sie beweglicher macht. Ich weiß, das klingt jetzt vielleicht zu detailliert, aber diese »Fluidität« ist wichtig, damit die Rezeptoren, die an der Zelloberfläche sitzen, aktiv werden können und Antigene (also Pathogene) erkennen, die das Immunsystem bekämpfen muss. So weit, so gut. Wir brauchen also mehrfach ungesättigte Fettsäuren, damit unser Immunsystem läuft.

Ganz wichtig ist aber auch die richtige Menge davon. Denn sowohl wenn wir zu wenig Fett zu uns nehmen, als auch wenn wir zu viel Fettes essen, wird das Immunsystem negativ beeinflusst, indem die Abwehrzellen schwächer oder sogar weniger produziert werden. Und wir wissen ja inzwischen, wie wichtig diese zweite Verteidigungslinie, also Team 2, ist! Ernährungsexperten halten es für optimal, wenn der Anteil an Fetten 25 bis 30 Prozent beträgt und vor allem aus pflanzlichen Stoffen und fettem Fisch besteht. Darin sind die schon erwähnten mehrfach ungesättigten Fettsäuren (Omega-3- und Omega-6-Fettsäuren) enthalten, die sogar hormonähnliche Botenstoffe (sogenannte Eicosanoide) bilden können, die unser Immunsystem unterstützen, indem sie Entzündungen hemmen oder fördern, um die Aufmerksamkeit auf eine bestimmte Stelle zu lenken. Damit das funktioniert, muss aber das Verhältnis von Omega-3-Fettsäuren zu Omega-6-Fettsäuren in unserer Ernährung ausgeglichen sein.

## Wertvolles Eiweiß

Ja, ja, Oma wusste es schon immer: bei Erkältung oder Grippe muss das Kind Hühnersuppe essen! Und da ist was Wahres dran, nämlich an den Knochen des Huhns, genauer gesagt das Eiweiß im Hühnerfleisch. Die Immunzellen im Darm brauchen zur Energiegewinnung die Aminosäure Glutamin (einen Eiweißbaustein). Und wenn man erkältet ist, kann der Glutaminverbrauch der Immunzellen fünf bis zehn Mal höher sein als normal. Damit das Eiweiß aber nicht aus unseren Muskeln geklaut wird (denn das passiert schnell, wenn man sich so schwach fühlt oder abnimmt während einer schweren Erkältung oder Grippe), sollte man lieber mal ein bisschen mehr Eiweiß zu sich nehmen. Ob nun in Form von Omas Hühnersuppe, einem Omelett, Linseneintopf oder Tofuwürstchen, das bleibt jedem selbst überlassen – Hauptsache, wertvoll.

## Stärkende Ballaststoffe

Ballaststoffe werden von den Bakterien im Darm verstoffwechselt, wobei Karbonsäuren wie zum Beispiel Buttersäure entstehen; diese machen die Darmwand stark, wodurch sie die Bildung von Immunzellen unterstützen und einen pH-Wert erzeugen, der den unfreundlichen Bakterien, wie zum Beispiel Salmonellen, nicht passt. Kurz, knapp und toll, oder?

## Schützende Vitamine und Mineralstoffe

Auch eine ganze Reihe von Vitaminen und Mineralstoffen in unserem Essen sind wichtig, damit unser Immunsystem funktioniert und wir fit und glücklich sind. Fehlen sie, sind wir zum Beispiel anfälliger für Infekte, da weniger Antikörper produziert werden, die Reaktionsfreude der B- und T-Zellen geringer ist, Wundheilung und Zellschutz nicht mehr richtig funktionieren und so weiter. Speziell für diese Aufgaben des Immunsystems sind Vitamin A, Beta-Carotin, Vitamin E, Vitamin C, Vitamin B6, Eisen, Kupfer, Magnesium, Mangan, Zink und Selen total wichtig. Sie machen das Immunsystem stark und lassen es reibungslos funktionieren. Wo genau diese Vitamine und Mineralstoffe drinstecken, dazu kommen wir im Kapitel »Wie Essen glücklich macht« noch näher.

## Probiotika – wirklich so toll!?

Probiotika sind lebende Bakterien oder Hefepilze. Was sie besonders gut können, ist: gesundheitsschädliche Keime verscheuchen, die Darmwand stärken und antimikrobielle Substanzen stimulieren, um so unser Immunsystem zu stärken.

Sie kommen zum Beispiel in Joghurt, Kefir, Buttermilch oder milchsauer vergorenen Lebensmitteln wie Sauerkraut vor. Das Tolle an Probiotika ist, dass sie in den meisten Fällen die Magen-Darm-Passage überleben. Das heißt, sie werden nicht von der Magensäure oder Verdauungsenzymen und Gallensäuren im Dünndarm »ausgeknockt«, sondern kommen dort an, wo sie uns nützen, nämlich in der Darmflora des Dickdarms, von der sie für begrenzte Zeit ein Teil werden. Lactobacillus und Bifidobacterium zum Beispiel, zwei Milchsäurebakterien, die man in Sauerkraut und Joghurt findet, lagern sich dann an der Dickdarmwand, dort, wo das Immunsystem ja vorwiegend sitzt, an und produzieren Milchsäure sowie unterschiedliche organische Säuren, die Bakterien und Pilze wie Salmonellen, *Helicobacter, Clostridium* oder *Candida albicans* gar nicht mögen.

Es müssen aber genügend probiotische Bakterien in einem Lebensmittel enthalten sein, damit es auch wirkt. Man schätzt so etwa 100 Millionen bis eine Milliarde, denn auch, wenn sie kleine Superhelden sind, nicht alle überleben den Weg durch die »Hölle« in Magen und Dünndarm und nicht alle können sich gegen die 100 Billionen Bakterien im Darm behaupten. Außerdem hat man noch lange nicht erforscht, welche der vielen Probiotika (auch die, die im Dickdarm ankommen) wirklich einen ausreichend positiven Effekt haben. Deshalb sind auch nicht per se alle modernen

Lebensmittel, die mit dem Schlagwort »probiotisch« beworben werden, wirklich so toll, wie sie sich anhören. Sie enthalten oft einfach nur gute Bakterien. Es ist sehr aufwändig, all die Probiotika in den so individuellen Därmen der Testpersonen zu beobachten und daraus allgemeingültige Aussagen abzuleiten. Von 1980 bis 2004 wurden weltweit »nur« 288 Studien zu dem Thema durchgeführt. Immerhin wurde aber in 239 Studien eine Wirksamkeit von Probiotika bewiesen.

## Sekundäre Pflanzenstoffe lieben auch uns Menschen

Studien zeigen, dass sekundäre Pflanzenstoffe die Laktobazillen und Bifidobakterien vermehren. Und von den beiden haben wir ja schon gehört, wie sie dem Immunsystem nutzen. Besonders gut für ein starkes Abwehrsystem sind folgende Vertreter:

Carotinoide (zum Beispiel in Karotten, Tomaten und Kürbis) fördern das Wachstum von B-, T- und NK-Zellen sowie die Bildung von Zytokinen. Außerdem sind Carotinoide Antioxidantien, wodurch sie ebenfalls positiv auf das Immunsystem wirken.

Sulfide (zum Beispiel in Knoblauch, Meerrettich und Zwiebeln) aktivieren die Natürlichen Killerzellen und hemmen das Wachstum schädlicher Bakterien.

Flavonoide (zum Beispiel in Beeren, Auberginen oder Rotkohl enthalten) wirken hemmend auf schädliche Bakterien und wirken als Antioxidantien zusätzlich entzündungshemmend und immunsystemstärkend.

Saponine (zum Beispiel in Spargel, Rosmarin und Linsen) erhöhen vermutlich die Antikörper-Konzentration und die Aktivität der Lymphozyten. Dies wurde bisher aber nur im Tierversuch bewiesen.

In unserem Essen steckt also offensichtlich viel mehr drin als nur Kalorien. Nämlich wichtige Unterstützer, die gebraucht werden, um nicht krank zu werden, sondern fit zu sein. Und genau danach wähle ich meine Lebensmittel hauptsächlich aus.

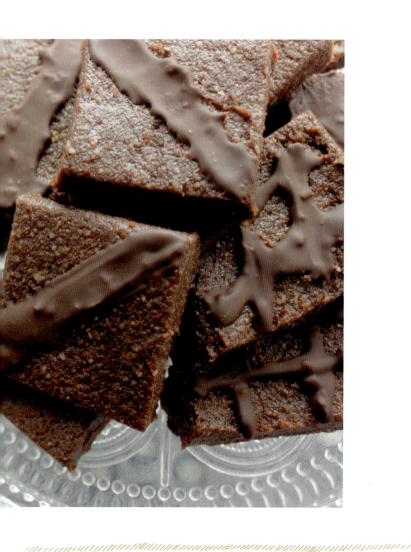

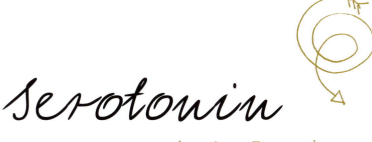

# Serotonin
## und seine Freunde

Ich wette, wenn man dieses Buch zum ersten Mal in den Händen hält und kurz darüber nachdenkt, welche Lebensmittel glücklich machen und warum, denken die meisten an Schokolade und Serotonin. Denn davon hat wahrscheinlich jeder schon mal irgendwie was gehört. Aber stimmt das auch? Und was steckt genau hinter diesem Stoff?

Serotonin, das ja auch oft als »Glückshormon« bezeichnet wird, weil es für die Steuerung unserer Gefühle zuständig ist, ist gar kein Hormon, sondern ein chemischer Botenstoff oder sogenannter Neurotransmitter. Diese Botenstoffe – neben Serotonin sind das noch ungefähr 60 andere wie zum Beispiel Dopamin, GABA, Histamin, Adrenalin oder Noradrenalin – sorgen dafür, dass unsere Millionen Nervenzellen in Gehirn und Darm miteinander »sprechen« können. Und das müssen sie, denn sonst läuft gar nichts mehr: Denken, Handeln, Fühlen, alles hängt von ihnen ab, nur dann funktioniert die Kommunikation.

Gebildet werden die Neurotransmitter vor allem mit Hilfe von Aminosäuren, aber auch aus Fettsäuren, Kohlenhydraten, Vitaminen und Mineralstoffen etc. Alles Stoffe, die wir über die Nahrung zu uns nehmen. Im Prinzip ist es also ganz einfach: Wenn wir die richtigen Stoffe zu uns nehmen, funktioniert auch die Kommunikation im Körper gut und alles läuft. Ehrlich gesagt habe ich früher nie besonders darüber nachgedacht, wenn ich etwas gegessen habe.

Zurück aber zum Serotonin: Wenn der Serotoninspiegel im Gehirn stimmt, sind wir gelassen und zufrieden. Und das wollen wir ja alle sein. Dafür brauchen wir Serotonin im Gehirn. Ist die Konzentration davon zu niedrig, sind wir angespannt und unzufrieden, genauso wie bei einem stark erhöhten Serotoninspiegel (auch wenn man Antidepressiva überdosiert hat). Unsere Emotionen werden also dadurch beeinflusst. Ein super Grund, den Serotoninspiegel immer schön im Gleichgewicht zu halten, oder?

Aber was ich noch viel interessanter finde: Wir brauchen Serotonin nicht nur im Gehirn. Ganz im Gegenteil. Wir brauchen es in größeren Mengen vor allem im Darm. Der schon wieder! Und deshalb ist es auch nicht verwunderlich, dass in unserem Körper 95 Prozent des Serotonins im Darm gebildet werden. Es ist nicht nur für das Wohlbefinden im Kopfhirn zuständig, sondern regelt auch die Bewegung unseres Darms, reguliert das Immunsystem und wird als Signalüberbringer ins Blut freigesetzt. Also ist Serotonin nicht nur ein »Glückshormon« fürs Hirn, sondern vor allem auch ein »Darm-Glücksbotenstoff« und ein weiterer cleverer Schachzug des Darms, um möglichst unabhängig zu sein.

Gut, der Darm braucht und bildet also auch Serotonin und noch dazu ganz schön viel. Kann er davon denn auch was ans Gehirn abgeben, damit das nicht so viel zu tun hat? Leider nein. Es gibt da nämlich die sogenannte Blut-Hirn-Schranke, die verhindern soll, dass alles, was im Blut so rumschwimmt, ohne Weiteres ins Gehirn gelangt. Das ist ein sehr wichtiger Schutzmechanismus, aber es macht auch vieles komplizierter. Wenn das Gehirn nämlich nun sein eigenes Serotonin produzieren will, braucht es erst mal Vitamine, Fettsäuren und Mineralstoffe als Baustoffe. Die haben einen Schlüssel für die Schranke, und wir erhalten sie über unsere Nahrung. Aber es fehlt noch ein ganz wichtiger Baustein zum Glück: die Aminosäure Tryptophan. Die ist zwar auch in Lebensmitteln enthalten und hat ebenfalls einen Schlüssel, ist aber leider etwas schüchtern und hat einfach richtig viele wichtige und große Konkurrenten, die auch den Transporter ins Gehirn nehmen und die Schranke passieren wollen. Es wäre also aus Sicht des Tryptophans toll, wenn möglichst alle Konkurrenten abgelenkt wären oder woanders gebraucht würden, damit das kleine scheue Ding eine Chance hat, denn sonst muss es sich immer hinter den großen Jungs einreihen. Die großen Konkurrenten sind übrigens andere Aminosäuren (wie Tyrosin, Leucin, Isoleucin, Phenylalanin, Valin, Methionin und Histidin), die wir ebenso dringend und in größeren Mengen brauchen, da sie fast alle essenziell sind (das heißt, unser Körper kann sie nicht selbst herstellen), und vor allem in tierischen Lebensmitteln enthalten sind. Tryptophan dagegen (auch essenziell) ist vor allem in stärkehaltigen Lebensmitteln wie Getreide, Kartoffeln und Hülsenfrüchten zu finden. Und es gibt tatsächlich verschiedene Möglichkeiten, wie der Weg für das Tryptophan frei wird. Die verrate ich gleich, wenn ich zu den Einflussfaktoren auf den Serotoninspiegel komme. Ich will noch mal kurz darauf eingehen, was Serotonin im Darm macht, und speziell darauf, dass manchmal, wenn wir es im Kopf brauchen, auch weiter unten was passiert. Das kann man an einem ganz einfachen Beispiel zeigen: Wenn man zum Beispiel »serotonerge« Antidepressiva (also solche, die den Serotoninspiegel heben) einnimmt, will man ja eigentlich die Stimmung heben, aber bei ganz vielen Menschen verändert sich damit auch die Darmmotorik, sie bekommen Durchfall. Denn die Bewegung des Darms ist neben der Unterstützung des Immunsystems eine der größten Aufgaben des Serotonins im Verdauungstrakt. Das soll aber auf keinen Fall heißen, dass man Antidepressiva gegen Verstopfung oder Ähnliches nehmen sollte, denn diese Medikamente greifen stark in körpereigene Prozesse ein und sollten nicht leichtfertig mal eben so eingenommen und wieder abgesetzt werden.

Eine weitere wichtige Aufgabe des Serotonins, aber auch anderer Botenstoffe, ist die Nerven-Kommunikation zwischen Kopf und Bauch. Es gibt dafür in der Darmwand Sensoren, also quirlige Journalisten, die ständig Informationen darüber sammeln und weitergeben, was im Darm gerade passiert. Ob zum Beispiel die Verdauung schneller ablaufen sollte, weil unverträgliches, verdorbenes Essen gegessen wurde oder ob zum Beispiel mehr Verdauungssäfte produziert werden sollen, wenn man mal so richtig reingehauen hat beim Sonntagsbraten.

Das muss der Darm dem Gehirn deshalb melden, weil es neben Teilen des Verdauungsprozesses, bei denen der Kopf mitreden kann, auch Teile gibt, die das Bauchhirn ganz alleine steuert. Wenn nun aber aus Versehen Informationen, die eigentlich nur für die Kommunikation in dem eigenständigen Abschnitt im Darm bestimmt sind, ins Gehirn kommen, könnte dies zu erheblichen Missverständnissen führen. Vor allem, wenn es sich um Serotonin handelt, das außer seiner wichtigen Aufgaben im Darm eben auch sehr komplexe Auswirkungen auf unsere Gefühle haben kann. Diese Misskommunikation könnte zum Beispiel eine Erklärung für das Reizdarmsyndrom sein, an dem immer mehr Menschen heutzutage leiden.

Serotonin und seine Freunde

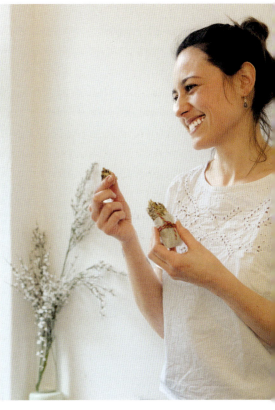

Neben dem Serotonin gibt es noch ein zweites wichtiges »Glückshormon«, den Botenstoff Dopamin. Es wird mithilfe der Aminosäure Tyrosin sowie unter anderem mit Folsäure, Vitamin B6 und B12 im Gehirn hergestellt. Seine Produktion können wir unterstützen, wenn wir viel fetten Fisch und Walnüsse essen, aber auch beim Sport und Sex wird Dopamin produziert. Da es aber nicht im Darm hergestellt wird und dort im Gegensatz zum Serotonin keine größeren Aufgaben übernimmt, werde ich hier nicht ausführlicher darüber berichten. Es wird uns aber immer wieder über den Weg laufen, da, wie schon angedeutet, bestimmte Lebensmittel auch seine Produktion unterstützen und uns somit glücklicher machen können.

## WAS BEEINFLUSST DEN SEROTONINSPIEGEL?

Wir brauchen Serotonin also im Kopf und im Bauch. Als Glücklichmacher, als Verdauungshilfe, als Botenstoff für die richtige Kommunikation und so weiter. Und genauso vielfältig wie die Einsatzgebiete sind auch die Einflussfaktoren, die den Serotoninspiegel bestimmen können. Neben einer gesunden Darmflora, die wir schon zur Genüge betrachtet haben, gibt es noch weitere Faktoren, die hier mithelfen. Die wichtigsten, die auch in unserer Hand liegen, kommen jetzt.

### Nahrung und warum Süßigkeiten glücklich machen

Um es gleich vorwegzunehmen: Nur durch Nahrung allein können wir den Serotoninspiegel nicht so sehr steigern, wie wir das vielleicht gerne würden. Aber man kann ihn unterstützen. Wenn man weiß, welche Lebensmittel besonders gut sind, kann man die weniger hilfreichen in miesen Zeiten ja auch etwas einschränken. Oft machen wir das sogar schon unbewusst. Zum Beispiel wenn wir in Stresssituationen oder bei Liebeskummer fette, süße Sachen essen. Aber was genau sind denn die Inhaltsstoffe in unserer Nahrung, die uns beruhigen, indem sie unseren Serotoninspiegel anheben?

Betrachten wir dafür die drei größten Nährstoffe, die unsere Nahrung zu bieten hat. Die sogenannten Makronährstoffe Kohlenhydrate, Fett und Eiweiß (später noch ausführlich dazu, was sie alles können) spielen nämlich eine große Rolle für unseren Serotoninhaushalt.

Beginnen wir mit einem möglichen Erklärungsansatz, weshalb Schokolade (und anderer Süßkram) die Stimmung hebt. Essen wir nämlich viele Kohlenhydrate (also Zucker), produziert unser Körper viel Insulin. Das wiederum bewirkt, dass viele der Aminosäuren, die normalerweise als Konkurrenten des Tryptophan ebenfalls ins Gehirn wollen, vermehrt in die Muskelzellen transportiert werden. Das Tryptophan, das weiterhin lustig im Blut herumzirkuliert, kann sich daher, vereinfacht gesagt, konkurrenzlos auf den Weg ins Gehirn machen. Die Nervenenden freuen sich darüber, denn mit viel Tryptophan können sie viel Serotonin produzieren. Und da Serotonin auch Botenstoff der Nerven ist, kann die kognitive Leistung ebenfalls verbessert werden. Schlau und glücklich durch Kohlenhydrate! Das wäre doch mal ein netter Titel für eine Frauenzeitschrift. Ich würde sie kaufen, denn ich werde richtig quengelig, wenn ich keine Kohlenhydrate esse und kann den Effekt auf meine Stimmung total gut nachvollziehen!

Ganz so einfach ist es aber natürlich nicht, denn wie immer muss die Balance stimmen. Wenn wir zu viele Kohlenhydrate beziehungsweise Zucker zu uns nehmen, leiden wiederum andere Körperfunktionen und letztlich auch wieder die Stimmung. Aber für alle, die Kohlenhydrate aus Fitness- oder Abnehmgründen von ihrem Speiseplan verbannt haben, ist das vielleicht ein Denkanstoß?

Tryptophan hat außer den Aminosäuren noch weitere Konkurrenten. Nämlich Fettsäuren, die sich ebenso wie Tryptophan im Blut an den Eiweißbaustein Albumin binden wollen, um ihn als Transporter zu benutzen, da Fett nicht einfach so im Blutplasma rumschwirren kann. Sind alle freien Albumin-Plätze aber mit Fettbausteinen besetzt, kann das Tryptophan wieder einmal frei und fröhlich den Weg ins Gehirn antreten. Wie schon gerade bei den Kohlenhydraten ist aber auch bei den Fetten die Balance wichtig. Wer kennt das nicht, wie antriebslos (»aber glücklich«, wird nun der ein oder andere sagen) man nach einer fettigen Mahlzeit sein kann? Jeden Tag ist das wiederum kontraproduktiv.

Aber nicht nur Fett allein durch den gerade beschriebenen Effekt mit dem Albumin, sondern auch eine ganz bestimmte Fettsäure hat noch einen zusätzlichen Einfluss auf unsere Stimmung. Es wurde festgestellt, dass Menschen mit Serotoninmangel häufig auch einen Mangel an Omega-3-Fettsäuren haben. Der Stoffwechsel von Serotonin und Omega-3 ist anscheinend miteinander verbunden. Man weiß jedoch noch nicht, was genau dahintersteckt. Aber ich finde, wenn man mit Omega-3-Fettsäuren gleich doppelt punkten kann, eigentlich ja sogar dreifach, wenn man noch an das Immunsystem denkt, spricht vieles dafür, sie häufig auf dem Teller zu haben, oder?

Weitere Konkurrenten des Tryptophan gibt es unter den Eiweißen. Essen wir nämlich zu viel von ihnen, wird letztendlich die Aufnahme von Tryptophan wieder gehemmt (auch wenn einige der Aminosäuren an anderen Baustellen gebraucht werden, irgendwann sind dort eben auch genug von ihnen). Ist ja mittlerweile verständlich, denn wir wissen, dass es noch andere essenzielle Aminosäuren gibt, die alle um den Platz im Transporter zum Hirn kämpfen. Und isst man viel Eiweiß (vor allem tierisches), dann konkurrieren viele Aminosäuren miteinander. Schon ab einem Eiweiß-Anteil von 20 Prozent lässt sich dieser Effekt beobachten. Daher: weniger Eiweiß (optimal sind 15 Prozent) heißt Tryptophan unterstützen und somit für einen hohen Serotoninspiegel zu sorgen.

Manche Menschen hören aber auch ganz auf zu essen, wenn sie Sorgen haben. Das ist gut, auch wenn sich die meisten wohl darüber nicht bewusst sind, denn Fasten hat ebenfalls einen Effekt auf die Stimmung.

## Keine Nahrung – Fasten macht auch gute Laune

Verrückterweise kann Fasten die Stimmung bzw. den Tryptophan- und Serotoninspiegel heben. Allerdings erst dann, wenn man über die ersten Tage hinweggekommen ist, in denen die Stimmung eher auf den Tiefpunkt sinkt, weil der Körper sich umstellen muss auf »Reserve«. Dann aber schüttet er neben jeder Menge Endorphinen und Dopamin auch viel mehr Serotonin aus als normalerweise. Alles Botenstoffe, die die Stimmung heben und die unsere frühesten Vorfahren bei Laune halten sollten, wenn gerade mal ein paar Wochen kein leckeres Mammut um die Ecke kam.

Zudem wird das im Körper vorhandene Serotonin beim Fasten weniger von sogenannten Serotonintransportern in die Zellen aufgenommen (Wissenschaftler nennen diesen Effekt »verminderte Effizienz der Wiederaufnahme«), sondern kann außerhalb der Zellen rumschwirren und an einem der zahlreichen Rezeptoren von Nervenzellen oder im Nervengewebe andocken, also wirksam werden. Es wirkt dadurch länger und weitreichender. Übrigens genau das gleiche Prinzip wie bei Antidepressiva, die auch wollen, dass das Serotonin frei ist und deshalb verhindern, dass es in die Zellen zurückgesaugt wird. Man nennt sie deshalb auch »Wiederaufnahme-Hemmer«. Kurz und knapp: Fasten setzt Serotonin frei!

Für die Bildung neuer Nervenzellen und gegen depressive Symptome soll es außerdem richtig gut sein, »intermittierend« zu fasten. Das bedeutet, dass man nicht jeden Tag, sondern jeden zweiten Tag auf Essen verzichtet.

Zudem hat unser Körper während einer Fastenkur endlich mal Zeit, sich um seine »Baustellen« zu kümmern, da er keine Energie mehr für die Verdauung braucht. Er fängt zum Beispiel an, eingelagerte Giftstoffe (für deren Entgiftung er zuvor keine Zeit hatte) freizugeben und herauszuschleusen, was erst mal anstrengend sein kann, aber anschließend einen gestärkten, gesünderen Körper hinterlässt. Hört sich doch alles lohnenswert an, oder?

## Ab in die Sonne und bewegen!

Einer der Tipps meiner Ärztin, die damals meine Erschöpfungsdepression diagnostizierte, war: Viel Bewegung, am besten nur draußen und noch besser, wenn die Sonne scheint! Wieder so ein Ratschlag, den wir alle kennen und schon oft gehört haben, aber was steckt dahinter und warum funktioniert es tatsächlich, dass ich jedes Mal glücklicher zurück nach Hause komme, wenn ich eine Runde bei Sonnenschein joggen war?

Es werden dabei Stoffe produziert, die uns glücklich machen. Im Falle der Sonne ist es Vitamin D, das über unsere Haut aufgenommen wird und unter anderem die Produktion von Serotonin im Gehirn fördert. Dafür müssen wir der Sonne aber auch unsere Haut präsentieren! Also wenn's geht, Gesicht, Arme und Beine frei machen, damit die Sonnenstrahlen mehr als nur unsere Nase kitzeln können. Das funktioniert in unseren Breitengraden leider nur zwischen April und Oktober und am besten zwischen 10–15 Uhr so richtig gut, denn in dieser Zeit hat die Sonne die meiste Kraft und den kürzesten Weg. Über die Wintermonate zehrt unser Körper dann von (hoffentlich viel) gespeichertem Vitamin D.

Wenn wir uns obendrauf noch bewegen und am besten so richtig auspowern, wird Dopamin produziert, das uns ebenfalls glücklich macht, wie wir gelernt haben. Und wenn wir so richtig aus der Puste sind, also intensiver einatmen, bekommt unser Gehirn mehr Sauerstoff, was wiederum das Wachstum der Nervenzellen, die dort liegen, anregt und ebenfalls die Serotoninproduktion unterstützt. Also: Auf die Plätze, fertig, los! Wer zuerst in der Sonne ist, gewinnt!

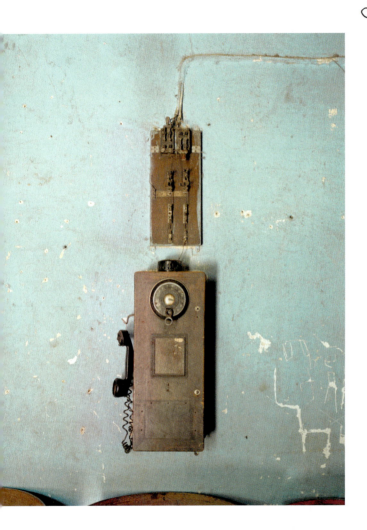

# Wenn die
# *Kommunikation*
## nicht klappt

Auch das beste Team hat manchmal Kommunikationsprobleme. So auch Darm und Gehirn, die eigentlich bestens vernetzt sind. Wahrscheinlich genau deshalb. Denn jedes noch so kleine Signal wird weitergegeben und kann eventuell auch mal falsch verstanden werden. Unser Geist steht permanent unter dem Einfluss chemischer Vorgänge, die in unserem Körper stattfinden. Sogar während wir träumen. Da Serotonin vor allem im Schlaf gebildet wird, können hier auch Träume, also unterbewusste Gefühle, Botschaften übermitteln, die eine veränderte Wahrnehmung unserer Umwelt bewirken. Vor allem aber sendet das Bauchhirn Signale an unser Gehirn und kann so Gefühle beeinflussen. Wenn nun aber im Darm etwas schiefläuft, aus welchen Gründen auch immer, kann dies unsere Gefühle beeinflussen. Ich denke, das kann jeder nachvollziehen, wenn wir daran denken, wie sehr unsere Laune und Konzentrationsfähigkeit beeinträchtigt wird, wenn wir Verdauungsprobleme oder Bauchschmerzen haben. Bei einem gebrochenen Bein kann ich vielleicht noch Scherze machen, bei Durchfall ist mir eher nicht danach. Im Folgenden habe ich ein paar Kommunikationsprobleme aufgeführt, an denen Bauch und Kopf gemeinsam zu knabbern haben und die uns ganz schön die Stimmung verhageln können.

## DER ÜBERSENSIBLE REIZDARM

Ein Reizdarm ist eine echt doofe Sache, ich spreche da aus Erfahrung. Oder vielleicht auch nicht? Genau das ist nämlich das Problem. Als ich damals meinen Ärztemarathon begann, hatte ich Bauchkrämpfe, Blähungen, Verstopfung, Durchfall und war total niedergeschlagen. Darmspiegelung, Magenspiegelung und Allergietests hatten nichts Auffälliges gezeigt. Die ratlose Diagnose war damals also: Reizdarmsyndrom. Vereinfacht gesagt, eine Misskommunikation zwischen Darm und Gehirn, bei der die Verdauung verrücktspielt, oft gepaart mit Stimmungsschwankungen oder Depressionen. Das Kommunikationsproblem sieht folgendermaßen aus: Der Kopf meldet aus irgendwelchen Gründen Stress oder Angst an den Darm, die Immunzellen und die Nervenzellen im Darm werden aktiviert und sensibilisiert und Bauchkrämpfe oder Blähungen (aufgrund einer gestressten Darmflora) sind die Folge. Das Bauchhirn meldet daraufhin (über den Vagusnerv) wieder Unwohlsein und Schmerzen ans Gehirn und so weiter und so fort. Die Verbindung zwischen Bauch und Kopf ist unstrittig, bisher unsicher bleibt, wer angefangen hat und wie man den Kreis unterbrechen kann. Das berühmte Problem mit der Henne und dem Ei. Experten auf dem Gebiet haben festgestellt, dass die Nervenzellen in der Darmwand von Reizdarmpatienten besonders aktiv und sensibel sind. Warum das so ist, weiß man noch nicht, aber sie reagieren im wahrsten Sinne des Wortes »auf jeden Pups« mit Panik und Schmerzen.

Woher aber ein Reizdarmsyndrom kommt, weiß man nicht genau, wahrscheinlich existieren ganz viele Auslöser wie zum Beispiel unbemerkte Entzündungen im Darm, Allergien oder eine schlechte Darmflora. In jedem Fall reagiert der Darm empfindlicher, als er müsste, und das Gehirn nimmt seine Signale ernster, als es nötig wäre, sodass es am Ende beiden – Kopf und Bauch – schlecht geht. Neben Hypnose kann man es auch mit einer speziellen Diät versuchen. Entweder, um dem Darm über einige Monate hinweg Ruhe zu gönnen, oder nur dann, wenn es einem schlecht geht. Ich stehe der Diagnose Reizdarm allerdings sehr kritisch gegenüber und habe den Eindruck, dass sie oft zu Unrecht getroffen wird, sobald die ersten Untersuchungen keine offensichtlichen Ergebnisse bringen. Die Frage, die ich mir stelle, ist: Wo ist die Grenze zwischen einer gestörten Darmflora und einem Reizdarm? Die Beantwortung gehört meiner Meinung nach immer in die Hände von echten Spezialisten zu diesem Thema, und davon gibt es tatsächlich noch sehr wenige, wie zum Beispiel Michael Schemann von der TU München.

## DIE SACHE MIT DEN LEBENSMITTEL-UNVERTRÄGLICHKEITEN

Lebensmittelunverträglichkeiten nerven! Nicht nur die Betroffenen, sondern auch Gastgeber und Köche, die ihre Menüs entsprechend umstellen müssen. Unverträglichkeiten nehmen leider immer mehr zu oder werden einfach immer häufiger diagnostiziert. Ich bin froh, dass das Thema in der Öffentlichkeit mittlerweile bekannter ist und ich im Supermarkt immer häufiger spezielle Lebensmittel finde, denn auch ich vertrage einige Lebensmittel beziehungsweise ihre Inhaltsstoffe nicht. Dazu gehören

Gluten, Eier und das Milcheiweiß Kasein. Man muss aber den Begriff »Unverträglichkeit« ganz genau differenzieren, denn darunter fallen sowohl Allergien als auch sogenannte Intoleranzen und als dritte Ausprägung sonstige Unverträglichkeitsreaktionen auf Lebensmittel, die den beiden erstgenannten nicht zuzuschreiben sind, aber trotzdem Beschwerden hervorrufen. Ich persönlich gehöre ins Lager der dritten Variante und habe daher die besten Chancen auf Besserung. Kommen wir zu den Unterschieden.

Allergien sind eine ernste Sache. Sie entstehen, wenn Stoffe ins Blut kommen, die da eigentlich nicht hingehören. Zum Beispiel über die Darmwand. Durch Stress, Antibiotika, schlechte Ernährung oder Ähnliches kann sie (manchmal auch nur für kurze Zeit) dünner und somit offener für alles werden, was sich so im Darm rumtreibt. Das können Nahrungsbestandteile wie ein winziges Stückchen Sellerie sein. Das wandert dann neugierig ins Blut und wird nicht gerade freundlich empfangen, denn die Immunzellen sehen es als Eindringling an. Wenn so etwas zum ersten Mal passiert, merken wir das meist gar nicht. Diese Phase heißt »Sensibilisierung« und ist nichts anderes als das, was auch bei einer Impfung abläuft: die Produktion von Antikörpern wird angestoßen. Um in unserem Bild zu bleiben: Türsteher 2 und sein Team merken sich die Eindringlinge und beschaffen sich ein Mittelchen dagegen. Das kleine Stückchen Sellerie ist aber natürlich kein Eindringling. Es hatte nur zufällig einen Backstage-Pass, den es nicht hätte haben sollen, und bekommt jetzt zu Unrecht Hausverbot. Leider oft für immer und mit ganz heftigen Reaktionen wie Juckreiz, Übelkeit, Durchfall, Atemnot oder in ganz krassen Fällen auch einem sogenannten anaphylaktischen Schock, also einem Allergieschock, der sogar tödlich enden kann. Man kann dagegen leider nicht viel mehr tun, als das entsprechende Lebensmittel, gegen das man allergisch reagiert, strikt zu meiden.

Intoleranzen gegen bestimmte Lebensmittel (zum Beispiel gegen Milchzucker [Laktose], Fruchtzucker [Fruktose] oder Histamin) sind im Vergleich dazu eher harmlos, da sie meist keine bleibenden Schäden hinterlassen, sondern einfach nur unangenehm sind. Sie können je nach Verfassung auch an einem Tag nicht so schlimm sein wie an einem anderen und plötzlich auch wieder nahezu verschwinden. Bei Intoleranzen fehlen einfach bestimmte Proteine oder Enzyme (oder es werden nicht genug von ihnen produziert), die die Nahrung im Dünndarm verdauen sollen. So kommen unverdaute Teile wie Milchzucker oder Fruchtzucker in den Dickdarm und werden dort von den Darmbakterien in Empfang genommen, die ganz überrascht sind, sie dort anzutreffen. Sie bauen sie (verstoffwechseln sie also) zu Kohlendioxid und Methan ab, was Blähungen und Bauchschmerzen verursacht und zu organischen Säuren bzw. kurzkettigen Fettsäuren, die die Darmbewegung ankurbeln, zu einem Wasseranstieg führen und dadurch Durchfall bewirken. Es können zusätzlich aber auch noch andere giftige Stoffwechselprodukte entstehen, die Kopfschmerzen, Schwindel, Konzentrationsschwierigkeiten oder Ähnliches bewirken. Spätestens hier wird wieder eine Verbindung zum Gehirn hergestellt, das eigentlich nichts mit der Verdauung zu tun haben will.

Intoleranzen sind im Vergleich zu Allergien nicht lebensgefährlich, denn sie tauchen ja »nur« auf, da ein bestimmtes Enzym oder Protein fehlt. Falls doch mal was im Essen ist, muss man sich nur mit den unangenehmen Nebenwirkungen abfinden. Bei der Laktoseintoleranz gibt es sogar die Möglichkeit, das fehlende Enzym in Tablettenform einzunehmen. Bei anderen Intoleranzen, wie der

Fruktoseintoleranz gibt es bisher noch keine so einfache Lösung, da oft nicht klar ist, ob die betreffenden Proteine nur falsch arbeiten, ganz fehlen oder Sonstiges schiefläuft. Um eine dauerhafte Schädigung des Darms zu vermeiden, sollte man aber auch hier nicht zu viele Ausnahmen machen und sich besser an die Zwangsdiät halten.

Bei manchen Menschen, wie bei mir, kann es auch vorkommen, dass sie nur für eine bestimmte Zeit ein Lebensmittel nicht »vertragen«. Sie reagieren einfach sensibel, ohne dass ihnen etwas fehlt. Gegen diese Variante der Unverträglichkeit kann man tatsächlich etwas tun. Falls kein Reizdarmsyndrom dahintersteckt, kann es auch eine temporäre Schädigung des Dünndarms oder eine momentan ungute Darmflora sein. Das sollte man aber auf jeden Fall mit einem Spezialisten abklären. Sobald sich Dünndarm oder Darmflora wieder erholt haben, darf man die betreffenden Lebensmittel in der Regel auch wieder essen. Neben dem Arztbesuch hilft es, seine Darmflora mit natürlichen und gesunden Lebensmitteln zu verwöhnen, eventuell eine sogenannte Darmsanierung zu machen, Stress zu vermeiden, viel zu trinken und sich zu bewegen. Ich habe so jedenfalls meine Unverträglichkeiten gut in den Griff bekommen und vertrage mittlerweile fast alles wieder!

Warum Unverträglichkeiten so sehr zugenommen haben, wird oft gefragt. Eine Theorie besagt, dass unsere Immunsysteme nicht mehr so gut trainiert sind (zum Beispiel, da wir als Kinder unseren Sandkuchen nicht mehr essen durften und allgemein steriler leben, die schon erwähnte »Alte-Freunde-Hypothese«) und dadurch sensibler auf alles Mögliche reagieren. Es kann aber auch sein, dass die Stoffe in künstlich hergestellten Lebensmitteln unseren

Körper irritieren. Das Bauchhirn ist eigentlich dafür zuständig, unsere Nahrung genau zu analysieren und die gewonnenen Informationen darüber für später abzuspeichern. Wenn aber fremde, neuartige Inhaltsstoffe dabei sind (wie zum Beispiel künstliche Zusatzstoffe in verarbeiteten Lebensmitteln oder Pestizide), über die keine Informationen vorliegen, reagiert der Körper manchmal aus Selbstschutz mit Unverträglichkeit in Form von Durchfall, Verstopfung oder Blähungen. Gerade auch bei sich ständig ändernden Zusatzstoffen kommt das Bauchhirn vielleicht manchmal einfach nicht mehr mit, vermischt oder vermisst Informationen und entwickelt so Unverträglichkeiten gegen bestimmte Nahrungsmittel, die dann auch länger anhalten als nur beim ersten Kontakt.

Ein Punkt, der jedoch alle Menschen mit Unverträglichkeiten betrifft, ist, dass man nicht mehr so einfach auswärts essen gehen kann. Man muss sich vorbereiten, »Extrawürste« bestellen oder auf Dinge verzichten. Das ist anstrengend und man muss ein gewisses Selbstbewusstsein entwickeln. Auch ich habe es schon öfter erlebt, dass Kellner oder Köche genervt waren von meinen Fragen und Sonderwünschen. Sicherlich gibt es auch Menschen, die aus falsch verstandenen Trends eine Unverträglichkeit vortäuschen, und so ist es verständlich, dass nicht jeder Gastgeber Hurra schreit, wenn solche Wünsche kommen, da sie doch einen Mehraufwand bedeuten. Umso mehr freue ich mich daher, wenn sich jemand darauf einstellt und mir glaubt, dass ich nicht freiwillig Pommes anstelle von Spätzle als Beilage bestelle. Denn da habe ich einen ganz klaren Favoriten!

Vor ein paar Jahren hatte ich bei der Buchung zum ersten Mal glutenfreies Essen auf einem Flug bestellt. Die Flugbegleiter kleben in so einem Fall einen kleinen unauffälligen Aufkleber auf die Rückenlehne des Sitzes, um zu markieren, dass hier jemand sitzt, der ein besonderes Essen bekommt. Kleiner Vorteil, wenn man Hunger hat: Die »Spezialessen« werden immer zuerst ausgegeben. Kleiner Nachteil, wenn man den Platz wechselt: Ein anderer bekommt das Spezialessen. Genau das war bei mir der Fall, denn ein Ehepaar hatte mich gebeten, die Plätze zu tauschen, damit sie zusammensitzen konnten. Da ich das Prozedere mit dem Aufkleber nicht kannte und die Flugbegleiter nicht aufpassten, bekam der Herr, der nun auf meinem markierten Sitz saß, mein glutenfreies Essen. Und ich traute mich nicht, etwas zu sagen und musste aus dem »normalen« Essen Stückchen rauspicken, die ich vertrug. Nur weil ich die gestressten Flugbegleiter nicht mit meiner Extrawurst belästigen wollte, saß ich neun Stunden mit knurrendem und schmerzendem Bauch im Flugzeug. Wenn ich heute zurückblicke, kann ich das nicht mehr nachvollziehen. Damals war ich noch der Meinung, dass ich mich für so viel »Aufwand« entschuldigen müsste. Aber wem soll das helfen? Die Lektion habe ich mittlerweile gelernt.

## OFT MIT IM GEPÄCK: DIE (ERSCHÖPFUNGS-) DEPRESSION

Eine Depression würde man ja eigentlich auf den ersten Blick erst mal gar nicht in die Kategorie »Misskommunikation zwischen Bauch und Kopf« stecken. Sie geht aber häufig Hand in Hand mit Unverträglichkeiten oder Reizdarmsyndrom. Ich habe das ja leider auch erfahren müssen, obwohl ich wirklich ein lebenslustiger Mensch bin! Damals hatte ich eine sogenannte Erschöpfungsdepression, die eine abgeschwächte Form der Depression ist. Ich bin da hineingerutscht, als ich über längere Zeit viel Stress hatte und mich ziemlich schlecht ernährt und wenig draußen an der frischen Luft bewegt habe. Das muss nicht bei jedem so weit kommen, aber wenn dieser Zustand länger anhält, kann es durchaus passieren.

Inwiefern die Ursachen von depressiven Verstimmungen und auch mögliche Lösungen dafür in der Ernährung und unserer Darmflora liegen können, wird momentan von zahlreichen Wissenschaftlern weltweit erforscht. Denn sehr viele Menschen mit Magen-Darm-Problemen (wie zum Beispiel die schon erwähnten Reizdarm-Patienten) leiden zusätzlich unter depressiven Verstimmungen, Depressionen und Angstzuständen. Es hat sich deshalb auch eine ganz neue Disziplin, die Neurogastroenterologie (eine Zusammenarbeit der Neurologie und der Gastroenterologie) herausgebildet, die der spannenden Frage nachgeht, ob es hier einen kausalen Zusammenhang gibt. Klar ist bisher nur, dass Depressionen durch ein Ungleichgewicht oder einen Mangel an Botenstoffen im Gehirn hervorgerufen werden. Außerdem gibt es Hinweise dafür, dass die Darmflora eine entscheidende Rolle spielt. Und wenn die Darmbakterien, wie wir gelernt haben, Einfluss auf die Bildung von Botenstoffen haben, macht es Sinn, genau hier anzusetzen. Denn auch wenn eine ärztliche Behandlung in den meisten Fällen sinnvoll ist, kann man unterstützend immer seine Ernährung verbessern.

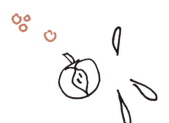
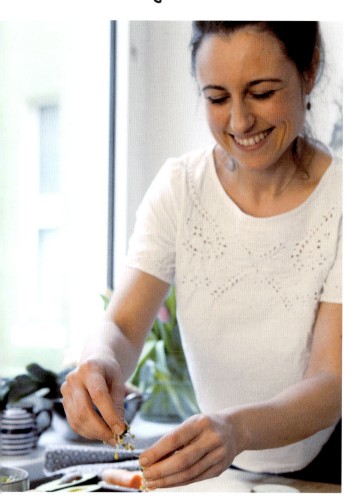

# Wie macht welches Essen *glücklich?*

Ich fühle mich am glücklichsten, wenn ich mich leicht fühle, weil mich nichts belastet. Wenn mein Bauch ruhig ist und sich nur bei Hunger meldet, fühle ich mich völlig gelöst. Nun bin ich vielleicht ein Extrembeispiel, denn mein Bauch hat mich schon immer als Erster auf ungute Situationen aufmerksam gemacht, und ich höre deshalb sehr genau auf ihn. Aber es ist nicht so, dass ich permanent darauf achte, was in meiner Mitte abgeht. Das wäre eher kontraproduktiv und würde mich auf Dauer in den Wahnsinn treiben. Ich meine das gute Gefühl, wenn nichts zwackt, ihr wisst schon. Eine Art Gelassenheit. Den Fokus ganz auf dem, was gerade passiert im Kopf oder um mich herum. Und ich habe festgestellt, dass dieser Zustand ganz entscheidend davon abhängt, *was* ich gegessen habe und vor allem: *wie* ich es gegessen habe.

## ICH WILL SPASS BEIM ESSEN!

Den Zeigefinger wieder einzufahren ist für dieses gute Grundgefühl am allerwichtigsten. Ich esse gesund, ja. Aber ich esse auch mit Genuss und zwischendrin mal auch ungesunde Lebensmittel. Genuss ist meiner Meinung nach die Hauptsache. Wenn ich Lebensmittel als »Sünde« bezeichne, bürde ich mir eine ganz große Last auf, die mir jeden Spaß verdirbt und mich das Essen nicht genießen lässt. Und wenn mit unserer Nahrung erst einmal negative Assoziationen verbunden werden, bin ich überzeugt davon, dass man sie auch nicht gut verträgt. Das ist so, als ob ich jemanden treffe, den ich überhaupt nicht mag. Dann fühle ich mich auch körperlich unwohl (bekomme vielleicht Herzklopfen, Schweißausbrüche oder gar Bauchschmerzen), obwohl er nicht direkt in meinen Körper eingreift. Und wenn ein derartiges Gefühl zu einem ungesunden Essen hinzukommt, das ich gerade schlucke, verknüpfe ich da etwas miteinander, das ganz schwer wieder rückgängig zu machen ist. »Doofer Typ = Übelkeit« ist ja noch okay, denn so oft treffe ich diesen einen Typ wahrscheinlich nicht, wenn ich ihn so schlimm finde. Aber »Burger = schlechtes Gefühl« schränkt mich ganz schön ein und lässt mich nicht einfach ausgelassen mal Junkfood essen, weil mir gerade danach ist. Oft entsteht auch ein Teufelskreis, wenn verarbeitete Lebensmittel aufgrund ihrer Zusammensetzung (viel Zucker, Salz und Fett) zum einen ein Verlangen im Körper auslösen, aber auf der anderen Seite mit etwas Negativem in Verbindung gebracht werden. So will ich jedenfalls nicht essen. Ich will lieber alles genießen und zwar ohne Reue, aber mit Verstand. Ohne Labels, mit denen ich mir selbst die Laune verderbe. Vor allem auch, wenn ich mit Freunden oder der Familie zusammen bin. Dann macht Essen doch viel mehr Spaß! Eine Situation, die ich zum Beispiel schon oft mitbekommen habe, ist folgende: Zwei Frauen treffen sich zum Essen. Die eine bestellt Spaghetti Carbonara, die andere einen Salat. Was sagt die Spaghetti-Frau daraufhin zu ihrer Freundin? »Ach, jetzt machst du mir wieder ein ganz schlechtes Gewissen mit deinem Salat!« Das kann ich nicht nachvollziehen und glaube auch nicht, dass die beiden ihr gemeinsames Mahl nach diesen Sätzen noch genießen können.

Eigentlich weiß doch jeder, wie das mit dem gesunden Essen geht. Und wenn mir jeden Tag jemand auf den Kopf hauen würde, ließe ich mir das auch nicht gefallen. Warum also füge ich mir selbst Schaden zu, indem ich das Wichtigste, das ich habe – mich und meinen Körper –, so schlecht behandle? Warum tun das heutzutage so viele Menschen, indem sie sich jeden Tag so schlecht ernähren und so unbewusst essen? Wir haben nur den einen Körper und wie die Yogis sagen, ist der unser Haus, in dem wir wohnen und uns wohlfühlen sollten. Also richte ich mich doch lieber schön ein und mache es mir gemütlich darin.

Wenn man erst mal erlebt hat, wie man sich fühlen kann, wenn man richtig wach und fit ist, fällt einem das auch nicht mehr so schwer mit dem Hirn-Einschalten und Bewusst-Essen. Dann wird es zu einem ganz normalen Bedürfnis, wie das nach Freundschaft und Liebe. Ja, die berühmte Liebe, die durch den Magen geht und im Kopf ankommt und mir gute Laune verschafft. Aber wie genau geht das? Was beschert mir dieses tolle Gefühl, dass die Welt mir gehört (so fühlt es sich zumindest für mich an)?

Ich finde, mein Essen sollte mein Freund sein. Und Freunde, die ich in mein Haus einlade, sind nett zu mir, bringen etwas ganz Eigenes mit, das ich vielleicht nicht selbst habe, und ergänzen, bereichern mich dadurch. Und ich finde es auch ganz verständlich, dass die Psyche leidet und man müde, träge und gereizt ist, wenn das Gehirn nicht ausreichend mit den richtigen Nährstoffen versorgt wird, weil die Nahrung aus Fertigprodukten und verarbeiteten Lebensmitteln besteht, die wenig Gesundes mitbringen. Genau um diese Dinge geht es in diesem Kapitel: Welche Lebensmittel mit welchen Inhaltsstoffen und Eigenschaften erweisen uns einen Freundschaftsdienst und machen uns fitter und glücklicher – und warum? Und mit Freundschaftsdienst ist hier gemeint: Stärkung und Unterstützung der Darmflora, des Immunsystems und des Hormonhaushalts, insbesondere der Serotoninproduktion durch entsprechende gute Lebensmittel.

## Ignoranz ist kein guter Mitesser!

Vom Prinzip her finde ich es richtig und wichtig, nicht jedes Zwicken im Bauch überzubewerten, denn man kann sich auch verrückt machen, was sich wiederum negativ auf das Bauchgefühl und die Verdauung auswirkt, weil Stress entsteht. Aber wenn man sich kennt und sicher ist, dass bestimmte Lebensmittel eine Reaktion auslösen, auch in entspannter Lebenslage, sollte man diese nicht ignorieren. Ich weiß zum Beispiel aus Erfahrung, dass Kürbis nicht täglich auf meinem Speiseplan stehen sollte. Wenn aber die Kürbiszeit ansteht und gefühlt alle meine Freunde leckere Suppe daraus kochen und mich dazu einladen, ertappe ich mich immer wieder dabei, wie ich versuche, den Fakt zu ignorieren. Ich kann ja Kürbis essen, und meine Freunde freuen sich, wenn sie was kochen können, das ich vertrage. Die Verantwortung liegt aber bei mir zu wissen, dass dreimal die Woche Kürbissuppe für mich zu viel ist. So lecker sie auch schmeckt.

# WAS STECKT VON NATUR AUS TOLLES DRIN IN UNSEREM ESSEN UND WOFÜR IST ES GUT?

Unsere Lebensmittel sollen uns am Leben erhalten, das sagt ja schon ihr Name. Deshalb steckt in ihnen alles, was wir brauchen. Es ist total faszinierend, wenn man sich mal anschaut, was denn da alles schon von Natur aus drin ist, und wie die einzelnen Inhaltsstoffe in unserem Körper arbeiten. Von Natur aus sind in unserem Essen Makro- wie Mikronährstoffe enthalten. Und jeder dieser Nährstoffe hat seine eigene Aufgabe im Zusammenspiel zwischen Mensch und Natur beziehungsweise unserer Nahrung und uns. Unnatürliche, speziell designte Lebensmittel können da einfach nicht mithalten. Im Gegenteil – sie irritieren unseren Verdauungsapparat oft genug, da ihre Inhaltsstoffe eine andere Sprache sprechen. Ich setze daher lieber auf die natürlichen Lebensmittel mit all ihren Inhaltsstoffen, die vielfältiger nicht sein könnten! Eigentlich kann man die Nährstoffe in unseren Lebensmitteln mit einem florierenden Unternehmen vergleichen:

Es gibt die Chefetage (= Makronährstoffe) und die Mitarbeiter (= Mikronährstoffe). Wobei beide gleich wichtig sind, nur die einen sind bekannter und einflussreicher, die anderen jedoch halten den Laden am Laufen und sind deshalb unverzichtbar, auch wenn sie scheinbar unbedeutendere Aufgaben übernehmen. Außerdem enthält unsere Nahrung noch ganz viele kleine Helferlein, man könnte sagen, die freien Mitarbeiter, die unserem Unternehmen zuarbeiten, und die hier nicht vergessen werden sollen. Hier also ein Bild der hochqualifizierten Belegschaft des Weltkonzerns »Lebensmittel Inc.«:

## Die Makronährstoffe aus der Chefetage

Von Makronährstoffen hat wahrscheinlich jeder von euch schon gehört: Eiweiß, Kohlenhydrate und Fett. Je nach Diät- oder Ernährungsguru wird alle paar Jahre eines der drei verteufelt und ein anderes in den Himmel gelobt, dabei brauchen wir alle drei, um gesund zu leben. Und zwar optimalerweise in einem Verhältnis von 10–15 Prozent Eiweiß, 50–60 Prozent Kohlenhydrate und 25–30 Prozent Fett. Damit wir alle drei auch immer schön brav zu uns nehmen, hat die Evolution es so eingerichtet, dass unser Belohnungszentrum im Gehirn (Dopamin-)Feuerwerke abbrennt, wenn wir sie essen. Was ursprünglich noch Sinn machte, ist heute für viele Menschen ein Fluch, denn wir müssen nicht mehr bei Laune gehalten und zum Jagen angetrieben werden, um unsere Spezies zu schützen. Stattdessen sind, zumindest in den meisten Teilen dieser Erde, Fett, Zucker und Eiweiß überall leicht verfügbar, und negative Folgen können zum Beispiel Zivilisationskrankheiten sein, wenn wir darauf programmiert sind, so viel zu essen, wie gerade da ist.

Also schauen wir uns mal an, worauf unser Körper so scharf ist und warum.

**Eiweiß** oder auch Protein (vom Griechischen »Proton« = das Wichtigste, Erste) ist der Baustein Nummer eins in unserem Körper und wird überall da benötigt, wo Zellen kaputtgehen oder neu gebaut werden müssen: in unseren Muskeln, in der Haut oder den Knochen, aber auch bei der Herstellung von Hormonen oder Enzymen. Die kleinsten Eiweißbausteine heißen Aminosäuren.

Manche von ihnen können wir selber bilden, andere sind aber nur in unserer Nahrung enthalten (das sind die acht »essenziellen Aminosäuren«). Je nachdem, wie ähnlich das Eiweiß in der Nahrung in seiner (Aminosäuren-) Zusammensetzung dem menschlichen Eiweiß ist, desto hochwertiger ist es. Tierisches Eiweiß ist in der Regel an unserem menschlichen Eiweiß näher dran, allerdings ist auch pflanzliches Eiweiß, wenn man die richtigen Lebensmittel miteinander kombiniert (zum Beispiel Hülsenfrüchte und Samen/Nüsse), gleich wertvoll für uns. Man muss sich also eigentlich nicht zwischen einem der beiden entscheiden, wenn es rein um die Eiweißzufuhr geht.

Aber obwohl Proteine die Nummer eins der Bausteine sind, heißt das nicht, dass sie auch auf unserem Teller die Hauptrolle spielen sollen. Beim Abbau der Eiweiße durch die Darmbakterien im Dickdarm entsteht Ammoniak, das eigentlich giftig ist. Wenn wir nicht zu viel Eiweiß essen, ist das kein Problem, denn unsere Leber verwandelt diesen in Harnstoff, der wiederum anschließend über die Nieren abgebaut wird und über den Urin ausgeschieden wird. Das ist ihr Job, und das machen diese Organe gerne. Wenn wir aber zu viel (vor allem tierisches Eiweiß) zu uns nehmen, sind Leber und Niere irgendwann überlastet, und die Darmflora kann ins Ungleichgewicht geraten, da das überschüssige Eiweiß als Schlacken abgelagert wird und die Entstehung von Fäulnisbakterien begünstigt werden. Wir bekommen Blähungen, Verstopfung, Mundgeruch, Allergien oder im schlimmsten Fall sogar chronisch entzündliche Darmerkrankungen wie Morbus Crohn oder Colitis Ulcerosa. Wie in so vielen Fällen, ist die Balance mal wieder entscheidend. Wir sollten viel mehr vom nächsten Nährstoff aus der Chefetage genießen.

## + + LEBENSWICHTIG + +

## MAKRONÄHRSTOFFE
(Energie und Bausteine)

Kohlenhydrate *(Energie, Körpertemperatur)*

Eiweiß *(Energie, essenzielle Aminosäuren, Transport, Antikörperbildung, Muskelaufbau, Blutgerinnung, Bau der Körperzellen, Enzyme)*

Fett *(Energie, essenzielle Fettsäuren, Ausgangsstoff für Hormone und Gallensäuren, Transport von fettlöslichen Vitaminen, Geschmacksträger, Körpertemperatur, Baustoff)*

Wasser *(Transport und Lösungsmittel, Bau und Erhalt der Körperzellen, Blut, Ausscheidung von Giftstoffen)*

## MIKRONÄHRSTOFFE
(Bausteine)

Vitamine *(Stoffwechselprozesse)*

Mineralstoffe *(Stoffwechselprozesse, Bau und Erhalt des gesamten Körpers)*

## + + WICHTIG + +

### BALLASTSTOFFE
(teilweise Energie)

**lösliche Ballaststoffe** *(Quellstoff, Energie für Darmzellen, Darmflora, Verdauung, Sättigung)*

**unlösliche Ballaststoffe** *(Verdauung, Sättigung, Schutz vor Darmerkrankungen)*

### SEKUNDÄRE PFLANZENSTOFFE
(Bausteine)

*Stoffwechselprozesse, Immunsystem, Darmflora, Blutdruck, Herz-Kreislauf-System, Entzündungshemmung*

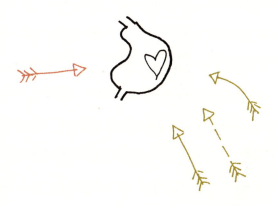

**Kohlenhydrate** sind unsere wichtigsten Energielieferanten. Sie können als Einfach-, Zweifach oder Mehrfachzucker auftreten und werden je nachdem verschieden schnell aufgenommen, liefern uns also unterschiedlich schnell und lange Energie. Einfachzucker wie Fruktose, Galaktose oder Glukose (Traubenzucker) ist, wie der Name schon sagt, so einfach gebaut, dass er nicht mehr in kleinere Teile aufgespaltet werden muss, sondern direkt ins Blut übernommen werden kann und uns einen richtigen Energieschub gibt. Vor einem 100-Meter-Lauf bringt uns daher ein Stückchen Traubenzucker am meisten Power. Genauso schnell ist der Schub aber auch wieder vorbei und der Zuckergehalt in unserem Blut, der sogenannte Blutzucker, sinkt plötzlich richtig ab. Das Abfallen führt dazu, dass unser Körper, um wieder ein Blutzucker-Gleichgewicht herzustellen, uns gleich Heißhunger auf etwas Süßes macht. Kein besonders nachhaltiges Ergebnis also.

Ebenfalls von der schnellen Truppe, da sie ganz easy aufzuspalten sind, sind Zweifachzucker wie zum Beispiel Saccharose (Haushaltszucker), Laktose oder Maltose. Sie bestehen aus zwei miteinander verbundenen Einfachzuckern.

Viel interessanter, weil komplexer, sind hingegen Mehrfachzucker wie Stärke oder Zellulose, denn sie sind die Nachhaltigkeitsexperten unter den Kohlehydraten. Sie bestehen aus bis zu einer Million Einfachzucker-Bausteinen, was bedeutet, dass sie im Dünndarm erst mühsam aufgespaltet werden müssen und dann nach und nach ins Blut abgegeben werden. Sie machen uns deshalb zwar nicht sofort fitter, aber dafür konstanter und ohne große Sprünge des Blutzuckers. Ein marathonfähiges Kohlenhydrat quasi. Und gleichzeitig auch noch gesünder, da es in Form von Gemüse, Obst und Vollkorngetreide um die Ecke kommt und im Vergleich zu den einfacher gebauten Zuckern tolle Geschenke wie

Mineralstoffe und Vitamine mitbringt. Die Zellulose übrigens kann überhaupt nicht aufgespalten werden, weshalb sie den Namen Ballaststoff bekommen hat. Doch sie ist überhaupt kein Ballast für uns, sondern im Gegenteil ein sehr guter Freund unserer Darmflora und somit für die Stimmung und unser Immunsystem ein äußert wichtiges Helferlein (dazu gleich mehr).

Der dritte Makronährstoff in unserem Essen ist das **Fett**. Fette sind ebenfalls Energielieferanten, haben aber noch zahlreiche überaus wichtige Nebenjobs. Sie transportieren (fettlösliche) Vitamine, bauen mit an unseren Zellmembranen, schützen unsere Nervenzellen und stellen sogenannte biologisch wirksame Substanzen her, die zum Beispiel unsere Verdauungssäfte, unsere Hormone und den Blutdruck steuern, die Ausschüttung von Verdauungssäften regulieren oder die Blutgerinnung beeinflussen. Außerdem machen sie, dass sich unser Essen im Mund ganz toll anfühlt und es uns schmeckt. Big Time also und nichts, das man weglassen sollte. Seine positiven Eigenschaften auf unsere Gesundheit verdankt Fett vor allem seinen Bestandteilen, den Fettsäuren, die gar nicht so einfach zu überblicken sind. Ich könnte jetzt sehr ausführlich werden und sogar einen kleinen Ausflug in den Chemieunterricht machen, um diese verschiedenen Arten zu erklären, aber das wäre zu kompliziert und ist unnötig. Wichtig zu wissen sind aber vor allem drei Dinge:

*Erstens* sind Fettsäuren Ketten aneinandergereihter Kohlenstoffatome, die je nach Länge in »kurzkettig«, »mittelkettig« oder »langkettig« unterteilt werden.

*Zweitens* sind sie entweder »gesättigt« oder »ungesättigt«. Die Kettenlänge spielt fast nur bei den gesättigten Fettsäuren eine Rolle, denn die ungesättigten Fettsäuren sind in der Regel langkettig.

# ÜBERSICHT FETTE

## GESÄTTIGTE FETTSÄUREN
(7-10% der Gesamtenergiezufuhr)

Butter
Sahne
Schmalz
Käse
Vollmilch
fettreiche Wurst
Fleisch

Kokosöl
Palmkernöl
Gebäck
Kuchen
Kekse
Süßigkeiten
Schokolade

## EINFACH UNGESÄTTIGTE FETTSÄUREN
(7-10% der Gesamtenergiezufuhr)

Avocado
Oliven (-öl)
Haselnüsse

Erdnüsse
Walnüsse
Rapsöl

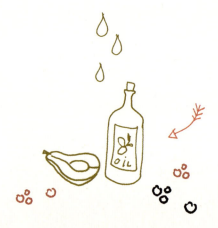

## MEHRFACH UNGESÄTTIGTE FETTSÄUREN
(7-10% der Gesamtenergiezufuhr, Verhältnis max. 1:5)

| | |
|---|---|
| Omega-3-Fettsäuren: | Lein-, Leindotter-, Hanf- und Fischöl<br>Wild<br>fetter Fisch (Lachs, Makrele, Sardellen, Hering, Sardinen, Sprotte<br>Mikroalgen) |
| Omega-6-Fettsäuren: | Soja-, Maiskeim-, Distel-, Weizenkeim-, Sesam-, Sonnenblumenöl,<br>Fleisch (Schweinefleisch, Rindfleisch, Hühnerfleisch) |

## TRANSFETTSÄUREN
(weniger als 1% der Gesamtenergiezufuhr)

| | |
|---|---|
| Fertiggerichte | Kekse |
| Fastfood | Gebäck |
| Chips | Süßigkeiten |
| Kuchen | Margarine |

*Drittens* gibt es zwei Fettsäuren, die unser Körper im Gegensatz zu den anderen nicht selbst herstellen kann. Deshalb heißen sie »essenzielle« Fettsäuren.

Das war eigentlich schon der komplizierteste Teil. Zur Kettenlänge werde ich hier nicht besonders tief einsteigen. Aber es ist wichtig zu wissen, dass kurz- und mittelkettige Fettsäuren leicht verdaulich und gut für unseren Darm sind. Sie werden deshalb oft bei chronisch entzündlichen Darmerkrankungen empfohlen.

Gesättigte Fettsäuren sind im Gegensatz zu den ungesättigten bei Raumtemperatur fest und werden erst flüssig, wenn sie erhitzt werden. Ein sehr anschauliches Beispiel dafür ist Butter: Sie ist erst mal fest und wird flüssig, wenn sie in der Pfanne brutzelt. Rapsöl dagegen ist schon flüssig, bevor es in die Pfanne kommt. Man hört oft, dass gesättigte Fettsäuren schlecht sind, vor allem für den Cholesterinspiegel und das Herz, aber das kann man nicht so pauschal sagen. Es kommt immer noch auf die Menge, die Qualität des Lebensmittels und die Kettenlänge an. Kokosöl zum Beispiel ist ein gesättigtes Fett, aber aufgrund der mittellangen Ketten und der darin enthaltenen Laurinsäure ist es richtig gesund. Ein Drittel des Fettes, das wir essen, sollte daher empfohlenermaßen durch gesättigte Fettsäuren gedeckt sein. Wobei sogenannte Transfette, die ebenfalls in diese Gruppe gehören, nicht dazu zählen sollten, da sie die typischen Zivilisationskrankheiten fördern. Man findet sie zum Beispiel in industriell hergestellten Produkten, die lange haltbar, billig herzustellen und streichfähig sind und auch ohne Kühlung nicht ranzig werden.

Ungesättigte Fettsäuren haben dagegen per se einen viel besseren Ruf. Das liegt vermutlich daran, dass sie vor allem in Pflanzen vorkommen, und dass die beiden essenziellen Fettsäuren zu ihnen gehören. Man unterteilt sie in einfach- und mehrfach ungesättigte Fettsäuren, und beide sollten jeweils zu einem Drittel unsere Fettaufnahme ausmachen.

Die einfach ungesättigten Fettsäuren sind scheinbar ziemlich unspektakulär, denn niemand redet groß über sie. Wahrscheinlich, weil sie vom Körper selbst hergestellt werden können und es keine Skandale über sie zu berichten gibt. Ganz solide Fettsäuren, die Energie liefern, vor Herz-Kreislauferkrankungen schützen und die Funktion unserer Zellmembranen sicherstellen. Sie kommen zum Beispiel in Oliven(-öl) und Rapsöl, Nüssen, Samen und Avocados vor.

Die Superstars dagegen sind die mehrfach ungesättigten Fettsäuren, auch liebevoll MUFS genannt. Sie sind alle essenziell und gehören entweder ins Lager der Omega-3- oder Omega-6-Fettsäuren. Unter den Omega-3-Fettsäuren gibt es zwei (ich erspare uns ihre komplizierten Namen), die unser Gehirn dringend braucht, weil es zu großen Teilen aus ihnen besteht. Damit sich neue Gehirnzellen bilden können, brauchen wir sie also unbedingt. Da wundert es nicht, dass Omega-3-Fettsäuren total wichtig für unsere Nerven, Konzentrationsfähigkeit und Stimmung sind. Sie helfen vermutlich sogar gegen Depressionen, denn man hat nicht nur festgestellt, dass Menschen mit Depressionen meist einen Mangel an Omega-3-Fettsäuren haben, sondern auch herausgefunden, dass man Antidepressiva wahrscheinlich durch eine der Omega-3-Fettsäuren, die so wichtig für die Bildung der Gehirnzellen ist, ersetzen kann. Sie verbessern genauso wie Antidepressiva die Neuverschaltung der Gehirnzellen (man nennt das die »Plastizität« des Gehirns). Es wurden zwar noch nicht genügend Studien durchgeführt, um den vermuteten Zusammenhang wirklich zu beweisen, aber man traut ihnen schon ganz schön viel zu.

Fest steht dagegen schon, dass sie die Durchblutung fördern und den Blutdruck senken, die Bildung von Hormonen unterstützen, Entzündungen hemmen und das Immunsystem stärken. Omega-3-Fettsäuren stecken vor allem in fettem Fisch (wie zum Beispiel in Lachs, Makrelen, Sardellen, Heringen und Sardinen) oder in pflanzlichen Ölen wie Leindotter-, Lein-, Hanf- und Walnussöl.

Ihre Kollegen, die Omega-6-Fettsäuren, sehen dagegen fast ein bisschen blass aus, aber sie sind auch essenziell, also dürfen wir sie nicht vernachlässigen. Sie senken den Cholesterinspiegel, schützen vor Arteriosklerose und unterstützen auch die Bildung von Hormonen. Sie kommen in pflanzlicher Form vor allem in Distel-, Sonnenblumen-, Soja- und Maiskeimöl vor und aus tierischer Quelle zum Beispiel in Fleisch, Fisch oder Käse. Jetzt kommt jedoch das große ABER: Eine der Omega-6-Fettsäuren, die vor allem in tierischen Lebensmitteln vorkommt, hat leider bei zu hoher Konzentration die Eigenschaft, Stoffe zu produzieren, die Entzündungen fördern, wenn wir zu viel davon essen. Deshalb ist es total wichtig, dass wir nicht zu große Mengen Omega-6-Fettsäuren aus tierischer Herkunft essen und gleichzeitig genug Omega-3-Fettsäuren zu uns nehmen, die Entzündungen hemmen. Das superhyperalleroberoptimalste Verhältnis der beiden liegt bei 1:1 (so ist es ungefähr in der Muttermilch), aber ein Verhältnis bis zu 5:1 ist laut Experten auch noch okay und nicht ungesund. Die Realität ist aber, dass in der westlichen Welt und Ernährung das Verhältnis im Schnitt bei 20:1 liegt. Es gibt also noch viel Luft nach oben, was das angeht.

So, das war jetzt ganz schön viel! Aber ich finde es total wichtig zu zeigen, dass Fett nicht nur dick macht, sondern uns vor allem am Leben und bei Laune hält, wenn man weiß, welche von den vielen Fetten gut zu uns sind.

**Wasser**

Wasser gehört eigentlich nicht zu den Makronährstoffen, da es in dem Sinne nicht nährt oder Energie gibt. Aber da wir zu 50–70 Prozent daraus bestehen und wir ohne Wasser nur maximal drei Tage überleben können, gehört es meiner Meinung nach mit in die Chefetage.

*Wo ist es im Körper am meisten enthalten?*
- in Blut
- Gehirn
- Leber
- Muskeln
- und Haut.

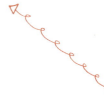

*Welche Aufgaben hat es im Körper?*
- Es regelt das Herz-Kreislauf-System,
- unterstützt die Verdauung,
- reguliert die Körperwärme,
- leitet Reize weiter,
- transportiert Nährstoffe in die Zellen hinein und ihre Abfallprodukte wieder hinaus,
- ist Quellmittel für Ballaststoffe und
- fungiert als Lösungsmittel für Mineralstoffe und Salze.

*Übrigens:*
Um zum Beispiel ein einziges festes Essen zu verdauen, muss der Köper ungefähr sechs Liter Wasser (in Form von Speichel, Magensaft, Gallensäure, Blut und sonstigen Flüssigkeiten, die die Nährstoffe transportieren) aufbringen!

*Achtung:*
Sobald wir nur ein halbes Prozent unseres Körpergewichts an Wasser verlieren (zum Beispiel über Atmen, Schwitzen oder Pipi machen), bekommen wir Durst, bei einem Wasserdefizit von 20 Prozent sterben wir.

*Empfehlung:*
Da wir im Laufe eines Tages ungefähr zwei bis drei Liter Wasser verlieren, müssen wir das wieder reinholen über Trinken und Essen. Pro Kilogramm Körpergewicht sollten es 20–30 Milliliter sein. Fast ein Liter kommt schon über die Nahrung rein, das heißt, ungefähr anderthalb Liter müssen wir noch zusätzlich trinken. Am besten Wasser oder Tee, aber auch Saftschorle oder Kaffee. Hauptsache, es stillt den Durst und enthält nicht so viel Zucker (süße Getränke stillen den Durst ja auch nicht besonders). Nur den Alkohol lieber nicht dazuzählen, denn der entzieht dem Körper eher Flüssigkeit und Mineralien, als dass er ihm etwas zuführt.

## Die Mikronährstoffe – scheinbar kleine Rädchen

Neben den großen Makronährstoffen aus der Chefetage, von denen wir mengenmäßig viele essen müssen, um satt zu sein und Energie zu haben, gibt es noch viele kleinere, sogenannte Mikronährstoffe, die schon in winzigen Mengen ganz große Wirkung zeigen und ebenfalls lebenswichtig sind. Die persönlichen Assistenten, Reinigungskräfte, Praktikanten, Abteilungsleiter, Sicherheitsleute und Kantinenmitarbeiter sozusagen, die dafür sorgen, dass der ganze Laden läuft, auch wenn sie scheinbar kleine Lichter sind. Sie sind an ganz vielen Stoffwechselprozessen beteiligt und müssen bis auf ein paar Ausnahmen mit der Nahrung aufgenommen werden. Meist wirken sie auch nicht allein als Einzelstoffe, sondern erst in Teamarbeit mit ihren Kollegen. Deshalb sind zum Beispiel auch Vitamintabletten nicht immer hilfreich, weil die entsprechenden Vitamine vielleicht erst zusammen mit bestimmten Mineralstoffen, Fetten, Hormonen oder Sonstigem ihre Wirkung entfalten. Diese ganzen Zusammenhänge sind aber so komplex, dass man noch lange nicht alles weiß. Deshalb macht es Sinn, Vitamine und Mineralstoffe lieber in ihrer natürlichen Form, so wie sie in Lebensmitteln vorkommen, zu sich zu nehmen, damit sie so richtig zeigen können, was sie draufhaben.

## Vitamine

Jedes Vitamin kann eine Sache oder manchmal auch mehrere Dinge besonders gut, ihre Gemeinsamkeit ist aber, dass sie uns überall im Körper unterstützen, schützen und uns widerstandsfähiger machen. Sie sind im wahrsten Sinne des Wortes so etwas wie unsere Bodyguards, die aber auch noch Heilungsprozesse unterstützen. Im Gegensatz zu Medikamenten stören sie keine Abläufe im Körper, sondern sind Teil des großen Ganzen und holen das Beste aus uns raus. Jedes auf seine Art: Vitamin A ist zum Beispiel gut für Augen und Haut, Vitamin B1 ist wichtig für den Kohlenhydratstoffwechsel, Vitamin B6 für den Eiweißstoffwechsel, Vitamin D ist gut fürs Knochenwachstum, Vitamin E dagegen ein wahrer Fruchtbarkeitsexperte, Vitamin K wiederum brauchen wir für die Blutgerinnung und so weiter und so fort. Und sie haben alle Eigenschaften, nach denen man sie gruppieren kann.

Vitamin A, D, E und K zum Beispiel sind fettlöslich. Das heißt, dass unser Körper sie nur dann nutzen kann, wenn wir sie zusammen mit Fett essen. Und da wir Fett speichern können, sind die Vitamine mit dabei und wir können später noch von ihnen profitieren. Da wir aber immer nur kleine Mengen von ihnen ausscheiden können, kann es bei ihnen auch mal zu einer Überdosis kommen, was bei manchen Vitaminen nicht so toll ist. Zu viel Vitamin D zum Beispiel führt zu Verkalkung von Nieren und Geweben und wer will das schon? Wenn wir ganz normal und ausgewogen essen, kann es aber nicht so leicht zu einer Überdosierung kommen. Das passiert eher mal, wenn man Vitaminpillen in der Drogerie kauft und sich ohne Arzt einfach mal »was Gutes tun« will, denn »es kann ja nicht schaden«. Doch, kann es wohl! Also lieber Finger weg davon, das sind sowieso meist künstlich hergestellte Vitamine, die mit den in der Natur vorkommenden nicht mithalten können und nur Sinn machen, wenn man wirklich krank ist und sie vom Arzt gezielt in hohen Dosen verschrieben bekommt.

Die zweite Gruppe bilden die wasserlöslichen B-Vitamine und Vitamin C. Da unser Körper, genauso wie ziemlich jedes Lebensmittel, Wasser enthält, brauchen wir nicht analog zu den fettlöslichen Vitaminen ein Glas extra zu unserer Paprika dazutrinken, um an ihr Vitamin C zu gelangen. Sie bringt ihr Wasser geschickterweise schon selbst mit. Aber diese Eigenschaft bedeutet auch, dass diese Vitamine ganz schön schnell weggespült werden können. Zum Beispiel beim Waschen oder Kochen von Gemüse und Obst, aber auch in unserem Körper sind sie schnell verbraucht. Deshalb müssen wir bei ihnen besonders auf regelmäßigen Nachschub achten. Und worauf die wasserlöslichen Vitamine ebenfalls Wert legen, ist eine gesunde Darmflora und gesunde Schleimhäute im Magen-Darm-Trakt, denn ansonsten können sie nicht so gut von uns aufgenommen werden.

Ganz besonders aufpassen müssen übrigens Schwangere, Frauen, die mit der Antibabypille verhüten, Raucher, Alkoholiker, ältere Menschen, Magen-Darm-Kranke und Sportler, denn sie verbrauchen besonders viele Vitamine und haben deshalb einen höheren Bedarf daran als »normale« Menschen.

Ich werde hier jetzt nicht auf jedes einzelne Vitamin und alle seine Eigenschaften eingehen können. Aber ich will die Vitamine, die einen großen Einfluss auf unsere Stimmung haben, genauer vorstellen und ein paar Tricks aufzeigen, wie man mit Lebensmitteln umgehen sollte, um nicht zu viele von ihnen zu verlieren. Zu den »Stimmungs-Vitaminen« gehören Vitamin B1, B6, B12, Folsäure und Vitamin C.

**Vitamin B1** ist besonders wichtig für die Nervenfunktion. Wenn wir nicht genug davon abbekommen, leidet unsere geistige und körperliche Fitness, wir fühlen uns müde und es kann sogar zu Depressionen kommen. Da das ja keiner will, sollten wir folgende Dinge viel essen: Bierhefe (ein Produkt der Bierherstellung, gibt es aber in Form von Pulvern, Kapseln etc. im Reformhaus), Vollkorngetreide (das Vitamin steckt im Keimling und in der Schale), Kartoffeln und Hülsenfrüchte. Vitamin B1 ist übrigens auch für die Verdauung wichtig und wird in kleineren Mengen von unseren Darmbakterien hergestellt.

**Vitamin B6** ist essenziell am Aminosäurestoffwechsel beteiligt. Und da aus Aminosäuren Hormone zusammengesetzt werden, brauchen wir Eiweiß (denn das besteht ja aus Aminosäuren) und Vitamin B6, damit es mit der Produktion klappt. Ein Beispiel ist die Aminosäure Tryptophan, die wir ja schon gut kennen und aus der unser »Glückshormon« Serotonin hergestellt wird. Vitamin B6 trägt außerdem zur Funktion des Nerven- und Immunsystems bei, zur Verwertung der ungesättigten Fettsäuren und vieles andere mehr. Alle, die keine Lust auf Nervosität, Reizbarkeit, Schlaflosigkeit, Depressionen oder Ähnliches haben, sollten daher viel Weizenkeime und -kleie, Lachs, Walnüsse, Rinderleber, Linsen, Kartoffeln, Bananen, Zucchini und Avocados essen, denn da ist viel Vitamin B6 enthalten, das unter anderem gegen diese nervigen Zustände hilft.

**Vitamin B12** ist nicht nur essenziell für die Blutbildung und Zellteilung, sondern auch für den Stoffwechsel der Nervenzellen und die Bildung von Serotonin. Fehlt es, kann es unter anderem zu Stimmungsschwankungen, Schlafstörungen, Konzentrationsschwierigkeiten und schweren Depressionen kommen. Es reicht aber nicht, dass man dieses Vitamin nur zu sich nimmt, es muss auch im Darm aufgenommen und weiterverwertet werden können. Und das hängt vor allem davon ab, ob die Darmflora gesund ist und unsere Magenschleimhaut den sogenannten *intrinsic factor* (das ist eine Verbindung aus Eiweiß und Zucker) produziert. Außerdem müssen ein paar wichtige Mineralstoffe vorhanden sein: Zink, Folsäure und Pantothensäure. Vitamin B12 ist eine richtig anspruchsvolle kleine Diva, denn sie macht sich außerdem bei Darmerkrankungen, Durchfall, Antibiotika und noch so einigem mehr gerne aus dem Staub beziehungsweise kann nicht mehr so gut aufgenommen werden. Eine Versorgung damit ist also echt wichtig für uns. Es kommt fast nur in tierischen Lebensmitteln vor, vor allem in Kalbsleber, Kaninchen, Hering, Forelle, Schweinefleisch, Ei und Milchprodukten. Es kann aber auch von einigen Pflanzen in Zusammenarbeit mit Bakterien gebildet werden. Zum Beispiel enthalten auch Sauerkraut oder Fermentiertes (beispielsweise Miso und Tamari) geringe Mengen an

Vitamin B12. Wie viel darin aber genau enthalten ist, bleibt umstritten, weshalb Veganer besonders darauf achten sollten und eventuell Vitamin-B12-Tabletten nehmen müssen.

**Folsäure** ist auch ein anspruchsvolles Vitamin, das für gute Stimmung sorgt. Es braucht neben einer gesunden Darmflora auch die Kollegen Vitamin B12, Vitamin C, Eisen und Zink, um von unserem Körper aufgenommen zu werden. Wenn das aber alles zutrifft, stärkt Folsäure vor allem unser Immunsystem sowie unsere Nerven und schützt unser Herz und unser Gefäßsystem. Bei Folsäuremangel können wir uns eventuell schon nach wenigen Wochen über Reizbarkeit, Konzentrationsschwäche und Depressionen »freuen«. Sie ist aber glücklicherweise in echt vielen Lebensmitteln enthalten. Zum Beispiel in Bierhefe, Weizenkeimen und -kleie, Rinderleber, Kichererbsen, Spinat, Fenchel, Brokkoli, Weichkäse, Eiern, Weizenmehl, Rote Bete, Orangen, Avocados, Bananen, Salat, Erdbeeren, ungeschältem Reis, Lachs, Huhn und vielem mehr. Trotzdem gut zu wissen, was wir da so Wertvolles essen, oder?

Und jetzt kommen wir endlich zum **Vitamin C**. Das Vitamin, das meine Ärztin mir besonders ans Herz gelegt hat, als ich mit meiner Erschöpfungsdepression zu ihr kam. Eigentlich ist es nicht direkt als stimmungsaufhellendes Vitamin bekannt, aber bei Vitamin C ist Schubladendenken sowieso nutzlos. Dieses Vitamin ist ein Allroundtalent: Es ist nicht nur ein Antioxidans (das heißt vereinfacht, dass es unsere Zellen schützt), sondern wird auch vom Immunsystem für die Bildung von Antikörpern gebraucht, hilft bei der Bildung von Stresshormonen und Aminosäuren, beschleunigt die Wundheilung, hilft bei depressiven Verstimmungen, steigert die Widerstandskraft, ist wichtig für die Eisenaufnahme, schützt sowohl Augen als auch Zahnfleisch und noch vieles mehr. Fehlt uns Vitamin C, zeigt sich das an einem Zustand der Erschöpfung, Schwäche, Müdigkeit, Antriebslosigkeit und Reizbarkeit. Worin finden wir es also in großen Mengen? Vor allem in pflanzlichen Lebensmitteln wie Acerola, Hagebutte, Sanddorn, schwarzer Johannisbeere, Paprika, Rosenkohl, Grünkohl, Petersilie, Brokkoli, Papaya, Kiwi, Erdbeere, Zitrusfrüchten, Spinat oder Mango. In tierischen Lebensmitteln ist es nur in geringen Mengen zu finden.

Im Hinblick auf die Vitamine wäre es am gesündesten, einen reifen Apfel direkt am Ast anzuknabbern, denn Vitamine verschwinden aus verschiedensten Gründen im Laufe der Zeit aus den Lebensmitteln. Vitamintabellen sind deshalb immer ungenau, weil es beim Gehalt darauf ankommt, wie ein Lebensmittel vor uns liegt. Sie sind (je nach Lebensmittel) nicht nur empfindlich, was die Reaktion auf Sauerstoff, Licht oder Hitze anbelangt, sondern reagieren auch empfindlich bei langer Lagerung, auf Küchenmesser, Wasser und bestimmte Verarbeitung.

**Hier ein paar Tipps, wie man am meisten Vitamine aus dem Essen rausholen kann bzw. genau die enthalten bleiben:**

1. Obst und Gemüse immer so reif wie möglich kaufen und essen. Auf ihrem Höhepunkt enthalten sie die meisten Vitamine und Nährstoffe. Je länger sie lagern desto mehr Vitamine gehen verloren.
2. Bei der Lagerung ist es wichtig, welches Obst und Gemüse nebeneinander liegt. Äpfel zum Beispiel sondern ein Gas ab, das bestimmte Obst- und Gemüsesorten zum schnelleren Altern bringt.
3. Manches Gemüse und Obst sollte in den Kühlschrank, anderes wiederum nicht.

4. Putzen und Waschen ist wichtig, aber man sollte es damit nicht übertreiben. Das Wässern von Salat zum Beispiel entzieht total viele wasserlösliche Vitamine. Man müsste also das Einweichwasser mittrinken, um nicht wertvolle Vitamine zu verlieren.
5. Beim Schälen und Schneiden von Obst und Gemüse kommt Sauerstoff an die Schnittflächen. Das jagt viele Vitamine in die Flucht. Deshalb lieber erst direkt vor dem Essen schneiden (auch wenn es sehr praktisch ist, sich seine Obstration abends schon vorzuschneiden, um sie dann am nächsten Tag mit ins Büro zu nehmen, das gilt auch für Smoothies und frisch gepresste Säfte) und öfter mal aufs Schälen verzichten. Viele Vitamine sitzen nämlich direkt unter der Schale oder in Teilen des Obsts, die wir wegschneiden oder -zupfen (wie zum Beispiel das Weiße bei der Melone oder bei Zitrusfrüchten).
6. Kochen ist das reinste Grauen für ganz viele Vitamine. Je länger desto schlimmer. Deshalb lieber weniger Lebensmittel in Wasser kochen und stattdessen kurz andünsten oder roh essen oder das Kochwasser (ebenso wie das Einweichwasser) mittrinken.
7. Fettlösliche Vitamine werden am besten mit Fett aufgenommen. Am besten mit gesundem Fett aus pflanzlichen Quellen. Optimalerweise ohne Erhitzen (das schont die Nährstoffe im Öl und im Gemüse).
8. Hülsenfrüchte, Samen und Nüsse werden kleine Vitaminbomben, wenn man sie keimen lässt. Wenn ich mal aus Versehen für ein paar Wochen in einem Keller eingesperrt bin, will ich unbedingt einen Sack Linsen dabeihaben und einen Wasserhahn an der Kellerwand. Durch das Wasser werden Enzyme aktiviert, die das Wachstum steigern. Nährstoffe, Vitamine und sekundäre Pflanzenstoffe, die vorher noch nicht in den trockenen Dingern enthalten waren, werden dadurch erst produziert.

# LAGERUNG VON OBST UND GEMÜSE

## IM KÜHLSCHRANK

BROKKOLI
RHABARBER
SPINAT
KAKI
KIWI
MARACUJA
APRIKOSE
PFLAUME
TRAUBEN
BROKKOLI
FRÜHLINGSZWIEBELN

### luftdicht verpackt
FENCHEL
INGWER

### in feuchtes Tuch gewickelt
RADIESCHEN
PASTINAKE
PETERSILIENWURZEL
MANGOLD
SPARGEL

### in Papier gewickelt
ROTE BETE
ARTISCHOCKE

### locker nebeneinander
BEEREN
PILZE

### locker nebeneinander
BLUMENKOHL
CHINAKOHL
KAROTTE
KOHLRABI
LAUCH
ROTKOHL
SELLERIE (Stange und Knolle)
ZUCCHINI

### im Gemüsefach & in feuchtes Tuch gewickelt
SALAT
FRISCHE ERBSEN

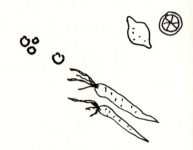

## BEI ZIMMERTEMPERATUR LAGERN

(erst in den Kühlschrank, wenn angeschnitten)

KNOBLAUCH
ZWIEBELN
MANGO
BANANE
TOMATE
PAPRIKA
ANANAS
BIRNE
ZITRUSFRÜCHTE
MELONE
NEKTARINE
AUBERGINE
KÜRBIS
AVOCADO  (zum Nachreifen in Zeitungspapier wickeln)

## KÜHL LAGERN, AM BESTEN IM KELLER

ÄPFEL (auf jeden Fall getrennt lagern aufgrund des austretenden Gases, das das umliegende Obst und Gemüse schneller reifen lässt)
GURKE
KARTOFFELN (locker in Holzkiste oder Papiertüte)

## Mineralstoffe

Weitere wichtige Bausteine und Unterstützer unserer Gesundheit sind die Mineralstoffe. Sie kommen entweder als Mengenelemente oder Spurenelemente daher. Mengenelemente sind diejenigen Mineralstoffe, die in uns mit mehr als 50 Milligramm je Kilogramm Körpergewicht gespeichert werden, Spurenelemente sind alle, die pro Kilogramm Mensch weniger als 50 Milligramm auf die Waage bringen. Aber egal, in welchen Mengen sie in uns vorkommen, sie sind alle lebenswichtig und einzigartig, sodass keines die Aufgabe eines anderen übernehmen kann. Alle gemeinsam sind für Aufbau und Betrieb (also den Stoffwechsel) unseres Körpers mitverantwortlich und gehören zu den Inhaltsstoffen unserer Lebensmittel. Im Prinzip sind sie alle wichtig für unsere Stimmung, denn die Beziehungen zwischen den Mineralstoffen sind wahnsinnig komplex, sodass jedes fehlende Teil Einfluss auf die Wirkweise der anderen haben kann. Speziell bekannt für ihre stimmungsaufhellenden Eigenschaften sind aber folgende ausgewählte Mineralstoffe:

**Kalzium** (ein Mengenelement) ist deshalb ein Gute-Laune-Mineralstoff, da er für die Kommunikation der Nervenzellen total wichtig ist. Leiden wir unter Kalziummangel, werden wir unter Umständen leichter gereizt, nervös und ängstlich. Um Kalzium verwerten zu können, braucht unser Körper neben ein paar anderen Stoffen auch Vitamin D, das wir unter Sonneneinstrahlung in unserer Haut selbst bilden können. Vielleicht liegt hier auch der Zusammenhang zwischen Sonnenschein und guter Laune? Kalzium ist jedenfalls besonders viel in Sesam, Parmesan, Sojabohnen, Ölsardinen, Petersilie, Grünkohl, Nüssen, Feigen, Schnittlauch, Milch, Joghurt, grünen Oliven, Spinat, Linsen und Aprikosen enthalten.

**Magnesium**, ebenfalls ein Mengenelement, ist das Nerven-Mineral schlechthin. Sind wir gestresst, werden Stresshormone, wie beispielsweise Adrenalin, freigesetzt, die das Magnesium abdämpfen kann. Es wird für diesen Job in Stresssituationen ins Blut abgegeben und anschließend über den Urin ausgeschieden. Für kurze Stresszeiten ist das kein großes Ding, wenn der Zustand aber länger anhält und dann das ganze Magnesium aufgebraucht wird, haben die Stresshormone keinen Gegenspieler mehr und übernehmen die Führung. Deshalb ist es total wichtig, regelmäßig genug Magnesium nachzuladen, wenn längere Durststrecken zu überdauern sind.

Aber auch rund 300 Enzyme brauchen das Mengenelement für ihre tägliche Arbeit. Vor allem im Energiestoffwechsel spielt es eine sehr große Rolle, weshalb ohne Magnesium alle Stoffwechselvorgänge langsamer werden. Auch die Produktion von Serotonin kann dadurch beeinträchtigt werden. Für gute Laune ist es also unverzichtbar! Es kommt vor allem in Weizenkleie und -keimen, Sonnenblumenkernen, Nüssen, Mandeln, Vollkornreis, Schokolade, Linsen und Spinat vor.

**Zink** ist das zweitgrößte Spurenelement, und bei Menschen mit Depressionen wird meist ein Zinkmangel festgestellt. Das ist auch logisch, denn Zink ist wichtig für diejenigen Enzyme, die die Nervenbotenstoffe bauen. Fehlt es uns, sind wir schnell gereizt und fühlen uns überfordert. Es kommt in Weizenkleie, Schweineleber, Austern, Linsen, Vollkornprodukten, Erbsen, Bohnen und Mais vor.

### Salz

Salz ist lebenswichtig und sobald wir etwas Salziges essen, geht eine große Party im Belohnungszentrum unseres Gehirns ab.

*Wofür braucht unser Körper Salz?*
- Es ist lebenswichtiger Baustoff und Bestandteil unseres Blutes,
- wir brauchen es zur Herstellung von Magensäure, die für die Verdauung und die Abtötung von Keimen total wichtig ist,
- für die Regulierung des Wasser- und Mineralhaushaltes,
- für die Erregbarkeit unserer Muskeln und Nerven
- und für vieles mehr.

*Empfehlung:*
fünf bis sechs Gramm Salz täglich

*Achtung:*
Essen wir über längere Zeit weniger als zwei Gramm täglich, verlieren wir irgendwann unser Durstgefühl und wir können vertrocknen. In zu großen Mengen aber ist Salz auch wieder schädlich, da es den Blutdruck steigert und somit zu Herzerkrankungen führen kann. Vorsicht also bei industriell verarbeiteten Lebensmitteln, sie enthalten in der Regel sehr viel Salz, das uns mehr von dem Produkt essen lässt!

## Die Helferlein

Es ist schon erstaunlich, wie viele Stoffe in unserem Körper zusammenarbeiten, oder? Die Liste scheint gar nicht enden zu wollen. Immer gibt es noch jemanden, der eine lebenswichtige Aufgabe übernimmt oder den anderen Stoffen zuarbeitet. Die Nächsten auf der Liste sind deshalb die wichtigen Helferlein namens Enzyme, sekundäre Pflanzenstoffe, Ballaststoffe und Probiotika, die einen großartigen Job machen und auch in unserem Essen drinstecken.

## Enzyme

Was für eine wichtige Aufgabe Enzyme übernehmen, merken zum Beispiel Menschen, die laktoseintolerant sind. Bei ihnen fehlt das Enzym Laktase, das die Darmschleimhaut selbst herstellt und das den Milchzucker Laktose aufspaltet, damit er von den Darmzellen aufgenommen werden kann. Nach diesem Prinzip funktionieren alle Enzyme. Sie haben die Aufgabe, große Moleküle wie Fett, Eiweiß oder Stärke umzubauen und andere Stoffe abzubauen oder bei der Verdauung mitzuhelfen. Dank ihrer können wir im Zuge des Stoffwechsels unsere Nahrung verwerten. Außerdem halten sie unser Blut flüssig, sind wichtig für die Wundheilung und Zellerneuerung und wirken entzündungshemmend. Auch Vitamine, Mineralstoffe und Hormone können ohne sie nicht wirken. Kurz gesagt: Ohne sie funktioniert wirklich nichts in unserem Körper. Für jede dieser Aufgaben gibt es ein spezielles Enzym, für das es keinen Stellvertreter gibt. Man nennt diese exklusive Zusammenarbeit das »Schlüssel-Schloss-Prinzip«. Die 3000 Enzyme, die man bisher kennt, werden vom Körper in Teilen selbst gebildet oder müssen über die Nahrung aufgenommen werden. Sie arbeiten sowohl alleine als auch mit anderen Stoffen zusammen. Wenn sie auf Hilfe angewiesen sind, dann auf die von sogenannten Co-Enzymen. Das können zum Beispiel Magnesium, Zink, Vitamin C oder eines der vielen anderen Vitamine oder Mineralstoffe sein.

Enzyme kommen nur in Obst und Gemüse vor. Da sie aber hitzeempfindlich sind, sollten wir möglichst viel rohes Obst und Gemüse essen. Ab etwa 50°C werden die Enzyme darin zerstört und können dem Körper somit nicht zugeführt werden. Damit erklärt sich auch, warum man es sich in unseren Breiten zur Gewohnheit gemacht hat, zur Vorspeise ein Schüsselchen Salat zu essen. Die Verdauungsenzyme, die darin enthalten sind, können im Anschluss daran gleich die Hauptspeise bearbeiten.

Besonders viele Enzyme findet man in Ananas, Papaya, Kiwi, Weintrauben, Feigen, Mango, Apfel, Birne, Banane, Salat, Sprossen, kalt geschleudertem Honig, Avocado, Brokkoli, Gurken, Zucchini und Tomaten. Wie gesagt: immer nur in rohem Zustand!

### Sekundäre Pflanzenstoffe

Pflanzen sind clever. Da sie sich ja nicht fortbewegen können, haben sie ganz viele Inhaltsstoffe, die ihnen helfen, vor Ort zurechtzukommen. Diese Stoffe schützen sie zum Beispiel vor Fressfeinden (durch Bitterstoffe) oder locken Bienen an (durch Duft- oder Farbstoffe). Sie werden sekundäre Pflanzenstoffe (SPS) genannt, und es gibt von ihnen ungefähr 100.000 verschiedene. Das Tolle ist, dass sie nicht nur Pflanzen schützen, sondern, wenn wir die Pflanzen essen, auch uns nützen. Sie beeinflussen auf positive Art und Weise unser Immunsystem, die Zusammensetzung unserer Darmflora, das Herz-Kreislauf-System, Entzündungen und vieles mehr. Man findet sie vor allem in ihrer Schale und in den Blättern. Das spricht eindeutig dafür, Obst und Gemüse am besten naturbelassen zu essen und möglichst viel von dem, was an einer Karotte oder anderem Obst und Gemüse so dran ist, aufzuessen. In der Abbildung auf Seite 123 eine kleine Übersicht, welche SPS worauf wirken, worin sie enthalten sind und worauf sie eher empfindlich reagieren.

| SEKUNDÄRE PFLANZENSTOFFE | WIRKUNG | WOGEGEN GUT? | WO DRIN? |
|---|---|---|---|
| FLAVONOIDE | <ul><li>antioxidativ</li><li>antithrombotisch</li><li>blutdrucksenkend</li><li>entzündungshemmend</li><li>immunmodulierend</li><li>antibiotisch</li><li>positiver Einfluss auf kognitive Fähigkeiten</li></ul> | <ul><li>Krebs</li><li>Herz-Kreislauf-Krankheiten</li><li>Immunschwäche</li><li>Allergien</li><li>chronisch entzündliche Darmerkrankungen</li></ul> | <ul><li>Äpfel, Birnen, Trauben, Kirschen, Pflaumen, Beeren, Zwiebeln, Grünkohl, Auberginen, Soja, schwarzer und grüner Tee</li></ul> |
| PHENOLSÄUREN | <ul><li>antioxidativ</li></ul> | <ul><li>Krebs</li></ul> | <ul><li>Kaffee, Tee, Vollkornprodukte, Weißwein, Nüsse</li></ul> |
| CAROTINOIDE | <ul><li>antioxidativ</li><li>immunmodulierend</li><li>entzündungshemmend</li></ul> | <ul><li>Herz-Kreislauf-Krankheiten</li><li>Immunschwäche</li><li>Allergien</li><li>altersbedingte Augenkrankheiten</li></ul> | <ul><li>Karotten, Tomaten, Paprika, Spinat, Grünkohl, Grapefruit, Aprikosen, Melone, Kürbis</li></ul> |
| PHYTO-ÖSTROGENE | <ul><li>antioxidativ</li><li>immunmodulierend</li></ul> | <ul><li>Blutgefäßfunktion und Blutdruck</li></ul> | <ul><li>Getreide, Hülsenfrüchte, Leinsamen</li></ul> |
| GLUCOSINOLATE | <ul><li>antioxidativ</li><li>immunmodulierend</li></ul> | <ul><li>Krebs</li><li>Immunschwäche</li><li>Allergien</li></ul> | <ul><li>Kohl, Rettich, Radieschen, Kresse, Senf</li></ul> |
| SULFIDE | <ul><li>antibiotisch</li><li>antioxidativ</li><li>antithrombotisch</li><li>blutdrucksenkend</li><li>cholesterolsenkend</li></ul> | <ul><li>Krebs</li><li>senken Cholesterol im Blut</li></ul> | <ul><li>Zwiebeln, Lauch, Knoblauch, Schnittlauch</li></ul> |
| MONOTHERPENE | <ul><li>cholesterolsenkend</li><li>antikanzerogen</li></ul> | <ul><li>senken Cholesterol im Blut</li><li>Krebs</li></ul> | <ul><li>Minze, Zitrone, Kümmel</li></ul> |
| SAPONINE | <ul><li>antikanzerogen</li><li>antibiotisch</li></ul> | <ul><li>Krebs</li></ul> | <ul><li>Hülsenfrüchte, Spargel, Hafer, Lakritze</li></ul> |
| PHYTOSTEROLE | <ul><li>cholesterolsenkend</li></ul> | <ul><li>senken Cholesterol im Blut</li></ul> | <ul><li>Nüsse, Samen, Hülsenfrüchte</li></ul> |

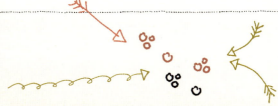

https://www.dge.de/wissenschaft/weitere-publikationen/fachinformationen/sekundaere-pflanzenstoffe-und-ihre-wirkung/

## Antioxidantien

Zu den Antioxidantien zählen chemische Verbindungen wie einige Vitamine und sekundäre Pflanzenstoffe. Sie werden ebenso von den Pflanzen gebildet, um sich zu schützen. Und zwar vor Oxidation, also einer Reaktion mit Sauerstoff, die Zellen zerstört. Das Gute ist, dass wir von den Antioxidantien profitieren können, wenn wir sie zu uns nehmen. Sie schützen uns vor oxidativem Stress, der uns von »freien Radikalen« gemacht wird. Das sind Sauerstoffradikale, die unter anderem bei zu viel Stress, durch Umweltgifte, Chemikalien, den Genuss industriell gefertigter Lebensmittel, Alkohol- und Tabakkonsum, Drogen, Medikamente sowie Entzündungen erzeugt werden. Chemisch gesehen fehlt ihnen ein Elektron, weshalb sie versuchen, sich dieses irgendwo zu klauen. Zum Beispiel von unseren Zellmembranen oder unserer DNA. Wenn dort aber daraufhin ein Elektron fehlt, entsteht ein weiteres freies Radikal und so fort. Diesen Zustand nennt man oxidativen Stress, der die Ursache für zahlreiche Erkrankungen ist. Zum Beispiel chronisch entzündliche Darmerkrankungen, Allergien, Herz-Kreislauferkrankungen, Nervenerkrankungen oder Krebs.

Doch so weit muss es ja nicht kommen. Dafür gibt es ja die Antioxidantien, die wie Sankt Martin ihren Mantel teilen, beziehungsweise freiwillig ein Elektron an die freien Radikale abgeben, ohne dabei selbst »radikal« zu werden. Deshalb lohnt es sich, viele Lebensmittel zu essen, die reich an Antioxidantien sind. Sie sind nur in pflanzlichen Lebensmitteln enthalten, da es ja Pflanzenschutzstoffe sind. In tierischen Lebensmitteln sucht man sie vergeblich. Auch in Getreide sind sie weniger enthalten.

Wie viele davon in einem Lebensmittel drinstecken zeigt sein ORAC-Wert (ORAC steht für *Oxigen Radical Absorption Capacity*).

# ORAC-WERTE AUSGEWÄHLTER LEBENSMITTEL

(je 100 Gramm)

| OBSTSORTE | ORAC |
|---|---|
| Ananas | 385 |
| Apfel (Gala) | 2.828 |
| Aprikose | 1.110 |
| Banane | 795 |
| Birne (grün) | 2.201 |
| Brombeeren | 5.905 |
| Datteln (Medjool) | 2.387 |
| Feige | 3.383 |
| Granatapfel | 4.479 |
| Grapefruit | 1.640 |
| Heidelbeeren | 4.669 |
| Himbeeren | 5.065 |
| Holunderbeeren | 14.697 |
| Kiwi | 862 |
| Mango | 1.300 |
| Orange | 2.103 |
| Pfirsich | 1.922 |
| Pflaume | 6.100 |
| Johannisbeeren (schwarz) | 7.957 |
| Weintrauben (rot) | 1.837 |

| GEMÜSESORTE | ORAC |
|---|---|
| Artischocke, gekocht | 9.416 |
| Aubergine, gekocht | 245 |
| Avocado | 1.922 |
| Blumenkohl, roh | 870 |
| Brokkoli, roh | 1.510 |
| Grünkohl, roh | 1.770 |
| Ofenkartoffel | 1.138 |
| Kidneybohnen | 8.606 |
| Rote Bete | 1.776 |
| Rotkohl, roh | 2.496 |
| Erbsen, roh | 524 |
| Spargel (grün), gekocht | 1.644 |
| Spinat, roh | 1.513 |
| Süßkartoffel, gebacken | 2.115 |
| Tomate | 387 |
| Zucchini | 180 |
| Oliven, Kalamata | 3.130 |
| Radieschen | 1.750 |
| Zwiebel | 913 |
| Paprika, rot | 821 |

| KRÄUTER & GEWÜRZE | ORAC |
|---|---|
| Basilikum, frisch | 4.805 |
| Ingwer, frisch | 14.840 |
| Ingwer, gemahlen | 39.041 |
| Knoblauch, frisch | 5.708 |
| Kurkuma, gemahlen | 127.068 |
| Muskatnuss | 69.640 |
| Nelken, gemahlen | 290.283 |
| Oregano, frisch | 13.970 |
| Petersilie, frisch | 1.301 |
| Salbei, frisch | 32.004 |
| Thymian, frisch | 27.426 |
| Vanilleschote | 122.400 |
| Zimt | 131.420 |

| NÜSSE, SAMEN & SPROSSEN | ORAC |
|---|---|
| Cashews | 1.948 |
| Erdnüsse | 3.166 |
| Haselnüsse | 9.645 |
| Mandeln | 4.454 |
| Leinsamen | 800 |
| Paranüsse | 1.419 |
| Pecannüsse | 17.940 |
| Pinienkerne | 720 |
| Pistazien | 7.675 |
| Walnüsse | 13.541 |
| Alfalfasprossen | 1.510 |
| Sojasprossen | 962 |
| Radieschensprossen | 2.184 |

| SONSTIGES | ORAC |
|---|---|
| Matcha | 1.573.000 |
| Kokosöl | 1.070 |
| Olivenöl | 372 |
| Milchschokolade | 7.519 |
| Dunkle Schokolade | 20.816 |

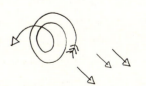

QUELLE: *USDA Database for the **Oxygen Radical Absorbance Capacity (ORAC)** of Selected Foods, Release 2 - Prepared by Nutrient Data Laboratory, Beltsville Human Nutrition Research Center (BHNRC), Agricultural Research Service (ARS), U.S. Department of Agriculture (USDA) -* **May 2010**

In der Tabelle auf S. 125 seht Ihr anhand einiger Beispiele, wo wie viele Antioxidantien drin sind.

### Ballaststoffe

Sie gehören eigentlich zu den Kohlenhydraten, liefern aber keine Energie. Sie können nicht verdaut werden, aber sie regen die Verdauung an. Sie enthalten zwar keine Nährstoffe, aber sie machen satt. Man könnte diese »aber«-Liste noch ewig weiterspinnen, denn Ballaststoffe haben ganz viele tolle Effekte.

Sie kommen fast ausschließlich in pflanzlichen Lebensmitteln vor (Obst, Gemüse, Hülsenfrüchte und Vollkorn), weil sie dort als Stütz- und Strukturelemente gebraucht werden. Größtenteils sind Ballaststoffe eigentlich nur Fasern wie beispielsweise Zellulose. Wenn wir ballaststoffreiche Nahrung essen, müssen wir mehr kauen als bei anderen Lebensmitteln, wodurch schon im Mund mehr Speichel produziert wird, der (chronologisch gesehen) der erste Verdauungssaft im Körper ist. Im Magen fangen die Ballaststoffe dann an zu quellen, was dazu führt, dass der Magen schnell gefüllt ist, wir schneller satt sind und viel Magensaft produziert wird. Im Dünndarm wird aufgrund des großen Volumens ebenfalls mehr Verdauungsflüssigkeit produziert, wodurch der Speisebrei schneller transportiert wird und die Verdauung schneller vorankommt, und es wird alles aufgespalten und rausgezogen, was an Nährstoffen drin ist. Vereinfacht gesagt bleiben danach nur die Ballaststoffe übrig und wandern weiter in den Dickdarm. Da haben sie dann ihren ganz großen Auftritt. Es gibt auch dort keine Enzyme, die die Ballaststoffe aufspalten können, aber die Darmbakterien schaffen es teilweise, sie zu zersetzen. Dabei entstehen Fettsäuren, woraus die Bakterien Energie und wichtige Bausteine für den Stoffwechsel gewinnen. Sie sind sozusagen das Futter für unsere freundlichen Darmbakterien, die eine gesunde Schleimhaut und damit ein gesundes Immunsystem erhalten wollen. Da sie nicht komplett zersetzt werden können, wirken die Ballaststoffe aber noch weiter, bevor sie ausgeschieden werden. Zum Beispiel binden sie Schadstoffe an sich, die im Speisebrei enthalten sind, und »schleppen« sie somit aus unserem Körper, sodass diese nicht zusammen mit anderen Stoffen, die ins Blut aufgenommen werden, entwischen können. Durch ihre Quellfähigkeit können die Ballaststoffe zudem viel Wasser aufnehmen, wodurch der Stuhl schön weich bleibt. Dadurch kommt er gut und zügig voran, und es kommt nicht zur Verstopfung. Durch ihre Anwesenheit zwischen Mund und After beugen die Ballaststoffe in unserem Essen so ganz vielen Erkrankungen des Dickdarms vor. Früher, als man nur wusste, dass sie nicht verdaulich sind, dachte man, man könnte daher Schalen und Keimlinge von Getreide entfernen, in denen die Ballaststoffe enthalten sind. So kam der Trend zum Weißmehl, das nicht viel mehr enthält als einfachen Zucker. Ballaststoffreiche Lebensmittel hingegen (also in diesem Fall Vollkornmehl) lassen den Blutzuckerspiegel nicht so schnell in die Höhe schießen und danach wieder abfallen. Wir haben also konstant Energie und werden nicht so schnell müde oder nervös, was wiederum für eine entspannte Gemütslage sorgt.

30 Gramm sollen wir täglich an Ballaststoffen zu uns nehmen. Oft wird das nicht erreicht, dabei gibt es doch so viele leckere Lebensmittel, die voll davon sind. Zum Beispiel Vollkorngetreide und alles was daraus gemacht wird (Brot, Pasta, Flocken), Hülsenfrüchte (Erbsen, Bohnen, Linsen, Kichererbsen etc.), Gemüse und Obst, Trockenfrüchte, Nüsse und Samen. Bei allen genannten außer bei Obst und Gemüse sollte man zusätzlich viel trinken, damit die Ballaststoffe gut quellen können.

## Probiotika und Präbiotika

Im Kapitel »Unser Immunsystem« habe ich ja bereits über Probiotika berichtet, deshalb halte ich mich hier kurz. Die lebenden Mikroorganismen gehören einfach zu den Helferlein in unseren Nahrungsmitteln dazu, da sie nicht nur gute Stimmung im Darm machen, sondern auch das Immunsystem unterstützen. Sie kommen in allen milchsauer vergorenen und fermentierten Lebensmitteln vor, also in Sauerkraut, Kimchi und Miso, aber auch in Naturjoghurt und Kefir.

Nicht mit Probiotika zu verwechseln sind die sogenannten Präbiotika mit »ä«. Das sind Ballaststoffe, die von unseren freundlichen Darmbakterien verstoffwechselt werden und das Wachstum der guten Bakterien fördern. Auf diese Weise nehmen sie positiv Einfluss auf unsere Darmflora, denn die unfreundlichen Darmbakterien werden dadurch zusätzlich auch noch vertrieben. Präbiotika stecken zum Beispiel in kaltem Reis und kalten Kartoffeln, Artischocken, Knoblauch, Spargel, grünen Bananen, Chicoree, Topinambur oder Schwarzwurzeln.

Wenn man sich nun so rückblickend anschaut, welche tollen Stoffe unsere Lebensmittel so alles mitbringen, ist es nicht verwunderlich, dass Experten dazu raten, sich vorwiegend pflanzlich zu ernähren. Denn tierische Lebensmittel enthalten zwar auch einiges, was wir brauchen, die Fülle der Inhaltsstoffe ist bei Obst und Gemüse jedoch in den meisten Fällen um einiges größer! Außerdem würde eine vorwiegend tierische Ernährung uns mit zu vielen ungünstigen Fetten (zum Beispiel viele Omega-6-Fettsäuren) belasten. Die Balance ist wie so oft entscheidend! Wie man diese Mitte findet, erfahrt ihr in den kommenden Kapiteln.

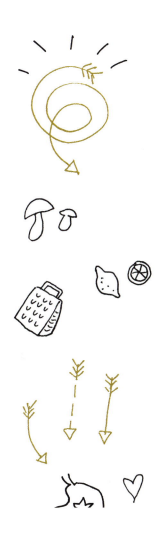

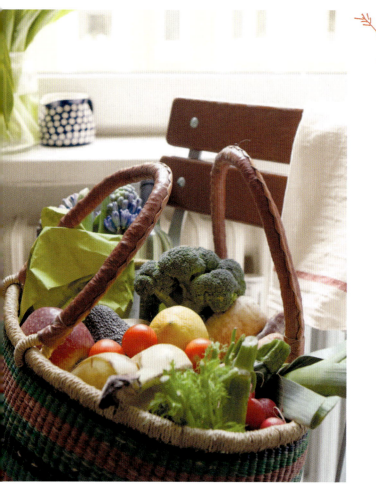

1.
2.
3.
4.
5 .... Los geht's

# In 11 Schritten glücklicher und gesünder – Los geht's

Aus meiner persönlichen Erfahrung weiß ich, dass es überhaupt nicht einfach ist, seine Gewohnheiten plötzlich zu ändern. Selbst dann nicht, wenn es dringend notwendig wäre. Vor allem, wenn man sich gerade in einer Phase befindet, in der es schon ein Erfolg ist, wenn man überhaupt morgens aufsteht und duschen geht. Wie soll man es da schaffen, seine Ernährung umzustellen, zu kochen und regelmäßig gesund einkaufen zu gehen?

Deshalb habe ich in diesem Kapitel ganz bewusst einige einfache Punkte zusammengetragen, wie man sich Schritt für Schritt, mit kleinen Anpassungen sein Glück und seine Gesundheit zurückerobern kann. Und das alles ohne viel Aufwand. Versprochen!

Je nachdem, wo man steht und wie man sich gerade fühlt, kann man die Schritte nacheinander gehen oder gleich mehrere auf einmal nehmen. In einer Phase mehrere Wochen bleiben oder jede

Woche eine neue starten. Einmal die Woche eine kleine Veränderung vornehmen, einmal am Tag oder bei jeder Mahlzeit. Ganz so wie es eben in jedem Leben mit unterschiedlichem Tempo zugeht. Denn ich glaube, nur so funktioniert das mit der Umstellung. Und man merkt in jedem Fall etwas, auch wenn man kleine Schritte geht.

Dabei ist mir wichtig, dass ich keiner bestimmten Ernährungslehre folge. Ich finde es nämlich immer eher komisch, wenn man sich zu strikt an nur *eine* Sache hält. Ich bin weder Vegetarierin oder Veganerin, noch ernähre ich mich komplett basisch, nach dem Prinzip von Ayurveda oder TCM, *low carb* oder rohköstlich. Ich bin einfach nur bewusst in meinen Entscheidungen beim Essen. Wenn man so will, ist das meine Ernährungslehre. Aber genau diese Herangehensweise bereichert mein Leben extrem, und das will ich gerne weitergeben.

# SPEZIALTIPPS FÜR GESUNDE, GLÜCKLICHE BÄUCHE UND KÖPFE

## Tipp Nr. 1:
### WASSER AM MORGEN

### Warum?

Ganz einfach und ohne großen Materialeinsatz startet man am besten in den Tag. Über Nacht hat unser Körper endlich mal Zeit zu entgiften. Nachdem er fertig mit dem Verdauen ist. Er hat dann einfach mal Ruhe und kann schauen, welche Baustellen es so im Körper gibt. Wenn wir aufstehen, ist

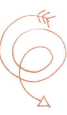

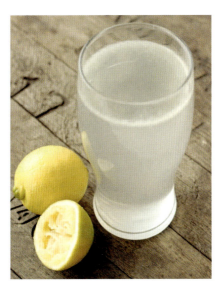

deshalb der perfekte Zeitpunkt, um sich dafür zu bedanken. Indem man vor allem anderen ein großes Glas Wasser trinkt.

### Wie?

Am besten lauwarm, damit es nah an der Körpertemperatur ist und seine Reinigungswirkung perfekt entfalten kann. Das füllt nicht nur den Flüssigkeitsspeicher nach der Nacht auf, sondern regt auch die Nierentätigkeit und die Verdauung an. So ist der Körper optimal vorbereitet für alles, was danach kommt. Ideal ist es, wenn man ins Wasser noch den Saft einer halben Zitrone gibt. Das stärkt das Immunsystem durch das enthaltene Vitamin C, wirkt gegen Entzündungsprozesse, da die Zitrone basisch wirkt, und das Pektin (ein Ballaststoff) regt zusätzlich die Verdauung und die Leberfunktion an. Außerdem wirkt das Zitronenwasser antibakteriell, wodurch sich schlechte Darmbakterien weniger gut vermehren und gute Darmbakterien sich weiter ausbreiten können.

**Für Wärme am Morgen und zusätzliche Anregung des Stoffwechsels kann man auch noch eine Messerspitze Cayennepfeffer hinzufügen.**

Eine neue Routine mit großem Effekt, die man ohne viel Aufwand in seinen Morgen einbauen kann, oder?

Dieser Tipp ist übrigens sowohl in der Ayurveda-Küche als auch in der Chinesischen Ernährungslehre und bei der basischen Ernährung zu finden. Da sind sich mal alle einig.

## Tipp Nr. 2:
## WENIGER ZUCKER

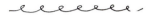

### Warum?

Zucker ist nicht notwendig für eine ausgewogene Ernährung. Und was ich damit meine, ist der raffinierte Zucker oder auch Haushaltszucker genannt, der keinerlei Vitamine oder Mineralstoffe mehr enthält. Das Einzige was er tut, ist uns einen schnellen Energieschub zu verschaffen und anschließend den Blutzuckerspiegel in den Keller zu befördern, sodass unser Körper erneut danach verlangt, um ein Gleichgewicht herzustellen. Auch brauner Zucker oder Rohrohrzucker ist da nicht besser. Sieht nur gesünder aus. Er versteckt sich aber auch noch hinter ganz vielen anderen Namen wie Glukose-Fruktose-Sirup, Glukosesirup, Saccharose, Dextrose, Raffinose, Karamellsirup, Laktose, Maltose, Malzextrakt, Maltodextrin, Dextrin, Süßmolkenpulver, Gerstenmalz(-extrakt) oder er steckt in zusätzlichen Zutaten wie Agavendicksaft, Honig, Fruchtsüße oder Dicksäften. Es lohnt sich, öfter mal das Kleingedruckte zu lesen, denn Zucker hat nicht nur Karies oder Gewichtszunahme im Gepäck, sondern ist auch für den Darm nicht gerade der beste Freund. Er fördert nämlich das Wachstum von Pilzen, die den Darm schädigen, und verschiebt das Gleichgewicht der Darmbakterien. Das heißt: gute Darmbakterien werden weniger und schlechte Darmbakterien sowie Pilze fühlen sich richtig wohl. Woran das genau liegt, ist noch nicht erforscht, aber dass es so ist, ist bewiesen. Man sollte deshalb auch während einer Antibiotika-Einnahme möglichst auf Zucker verzichten, um nicht die ohnehin schon geschwächte Darmflora zusätzlich zu belasten.

### Wie?

Darmfreundlichere Zuckeralternativen sind zum Beispiel Fruchtdicksäfte (wie Apfel- oder Birnendicksaft), Zuckerrübensirup, Melasse, Stevia, Ahornsirup oder Agavendicksaft. Was ich ebenfalls gerne zum Süßen nehme sind Trockenfrüchte wie Datteln oder Rosinen. Sie alle enthalten natürlich auch Zucker, aber in komplexerer Form und gepaart mit Vitaminen, Mineral- oder Ballaststoffen.

### Achtung:

Zucker in Kombination mit Vollkorngetreide, Hülsenfrüchten, Nüssen oder Ölsamen ist oft keine gute Kombination für die Darmflora. Sie ist für manche Menschen sogar noch schlimmer als der raffinierte Zucker allein und führt neben zunächst unbemerkten Effekten oft zu Blähungen, Unwohlsein oder Sodbrennen. Ich weiß, es hört sich hart an, denn gerade die Kombination von Zucker und Nüssen in fast jedem Gebäck ist unfassbar lecker. Aber auch hier kommt es auf die Balance an und auf das Wissen, was die Darmflora davon hält, wenn man die Kombination täglich auf dem Speiseplan hat. Und wer tatsächlich Darmprobleme hat, sollte sie lieber meiden.

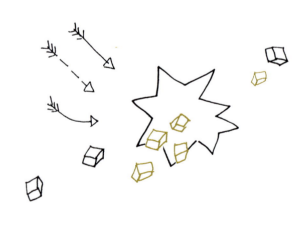

## Tipp Nr. 3:
## BIO – SO WIE JEDER KANN

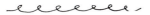

### Warum?

Jeder hat seine eigene Meinung zu diesem umstrittenen Thema, aber würde man unseren Darm befragen – er wäre eindeutig für Bio-Lebensmittel anstelle von Lebensmitteln aus konventionellem Anbau! Schon allein deshalb, weil er es natürlich mag und Chemie kein natürliches Lebensmittel ist. Aber auch, weil die Darmflora durch fremde Stoffe empfindlich gestört werden kann, und wenn man das vermeiden kann, indem man keine Pestizide zu sich nimmt – wieso nicht? Da brauche ich auch nicht abwarten, bis alle Pestizide und ihre Nebenwirkungen in Studien betrachtet wurden.

Ich weiß, viele werden jetzt argumentieren, dass es doch Grenzwerte gibt und unsere Lebensmittel kontrolliert sind. Ja, das sind sie auch. Aber es wird dabei eben immer nur eine Obst- oder Gemüsesorte isoliert betrachtet und nicht der Mix aus mehreren Lebensmitteln, die man in der Regel zu sich nimmt oder die Menge. Ebenso wenig der Mix aus verschiedenen Pestiziden (sogenannte »Mehrfachrückstände«), die auf einem Lebensmittel landen. Ich finde es schwierig, wenn man nur jedes einzelne betrachtet und einfach nur dessen Grenzwert einhält. Dazu kommen außerdem noch andere Umweltgifte, die wir zusätzlich über Abgase, Kosmetika, Medikamente etc. zu uns nehmen. Auch wenn unsere Entgiftungsorgane (Leber und Nieren) super arbeiten – auch sie können theoretisch überfordert werden. Die Verantwortung liegt also letztendlich doch wieder beim Verbraucher, sich zu überlegen, wo der eigene Grenzwert liegt. Ein weiteres Argument sind meist die Kosten für Bio-Lebensmittel. Das sehe und verstehe ich auch sehr gut. Aber

## »DRECKIGES DUTZEND«

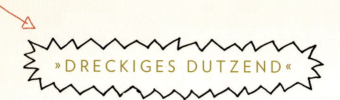

ÄPFEL

BIRNEN

CHERRYTOMATEN

 ERDBEEREN

GRÜNKOHL

GURKEN

KARTOFFELN

KIRSCHEN

KOPFSALAT

PAPRIKA

SPINAT

WEINBLÄTTER

WEINTRAUBEN

## »SAUBERES DUTZEND«

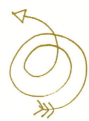

ANANAS

AUBERGINEN

AVOCADO

BLUMENKOHL

CANTALOUPE-MELONEN

ERBSEN

GRAPEFRUIT

KIWI

MAIS

MANGO

PAPAYA

SPARGEL

SÜSSKARTOFFELN

WEISSKOHL

ZWIEBELN

es gibt glücklicherweise zwei ganz gute Möglichkeiten, auch das aufzulösen.

## Wie?

Wer sich nicht 100 Prozent bio ernähren kann, kann zumindest teilweise auf Bio setzen. Nämlich beim sogenannten »Dreckigen Dutzend«. Ursprünglich wurden einmal die zwölf gesundheitsschädlichsten Chemikalien so genannt, die dann 2004 durch eine Konvention der Vereinten Nationen verboten wurden. Mittlerweile wird der Ausdruck aber oft benutzt, um die Lebensmittel zu betiteln, die besonders stark mit Pflanzenschutzmitteln belastet sind und bei denen man deshalb lieber zu Bioware greifen sollte. Zu diesem erlauchten Club gehören Paprika, Weintrauben, Grünkohl, Weinblätter, Kirschen, Birnen, Kopfsalat, Gurken, Erdbeeren, Äpfel, Spinat, Cherrytomaten, Kartoffeln.

Am wenigsten belastet und somit Lebensmittel, die man mit besserem Gewissen aus konventionellem Anbau kaufen kann (man könnte sie auch das »saubere Dutzend« nennen), sind Avocado, Mango, Papaya, Kiwi, Aubergine, Blumenkohl, Süßkartoffeln, Spargel, Grapefruit, Ananas, Zwiebeln, Weißkohl, Erbsen, Mais und Cantaloupe-Melonen.

Ein weiterer Sparfuchstipp, wenn man sich auch die Lebensmittel aus dem dreckigen Dutzend nicht in Bio-Qualität leisten kann oder will, ist das richtige Waschen der Lebensmittel. Um möglichst viele Pestizidrückstände loszuwerden, sollte man seinem Obst und Gemüse vor dem Essen eine kleine Dusche gönnen. Mit einem Mix aus Essig, Zitronensaft und Wasser bekommt man ein gutes Ergebnis. Einfach besprühen, 5–10 Minuten einwirken lassen und dann abwaschen. Den Mix kann man selbst mischen und in eine Sprühflasche geben, die immer griffbereit in der Küche steht. Ich bin überzeugt, dass sich der Aufwand hier lohnt, vor allem bei Obst und Gemüse, die man ja oft roh vernascht. Und je fröhlicher unsere Darmflora ist, umso fröhlicher sind wir.

# Tipp Nr. 4:
## MEHR PFLANZLICHE ROHKOST

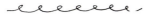

### Warum?
Pflanzliche Rohkost, also ungekochtes Gemüse, Obst, Salate, Kräuter, Nüsse, Samen, Öle und milchsauer Vergorenes sind richtige Vitalstoffbomben. Je nach Frische sind in dieser Form die meisten Vitamine, sekundäre Pflanzenstoffe, Ballaststoffe, Spurenelemente und Enzyme enthalten, also so ziemlich alle Stoffe, die wir für Gesundheit, Wohlbefinden und Geschmack brauchen. Natürlicher und weniger verarbeitet geht es nicht.

Als Rohkost gilt dabei alles, was nicht über ca. 42° C erhitzt wurde, denn das ist die magische Grenze, ab der die hitzeempfindlichen Vitamine zerstört werden. Beim Andünsten in der Pfanne gehen die Vitalstoffe nämlich zu ungefähr 20 Prozent und bei richtigem Kochen im Wasser zu bis zu 90 Prozent verloren, nicht nur durch die Hitze, sondern auch durch das Wasser. Das variiert aber auch je nach Vitamin.

Es wird daher empfohlen, täglich 30–50 Prozent Rohkost zu sich zu nehmen.

### Wie?
Rohkost zum Frühstück in Form von Smoothies oder frischen Säften ist ein super Start in den Tag. Vor allem, da der Körper über Nacht entgiftet hat und mit so einer Vitaminbombe gleich weiter Gas geben kann. Wichtig ist dabei aber, dass mehr Gemüse als Obst im Getränk ist (zwei Teile Gemüse, ein Teil Obst), ansonsten ist der Zuckergehalt schnell ziemlich hoch, und man bemerkt aufgrund der flüssigen Form gar nicht, wie viel Zucker man zu sich nimmt. Ein

sehr anschauliches Beispiel ist da der Orangensaft: Um ein Glas O-Saft zu bekommen, muss man ungefähr vier Orangen auspressen. Würde man die Orangen im Ganzen essen, würden einem vermutlich schon eine oder zwei reichen (und man nähme zusätzlich die Ballaststoffe zu sich, die in den Häutchen stecken). In flüssiger, gepresster Form hat der Körper aber gar keine Zeit, rechtzeitig Stopp zu rufen und wird im wahrsten Sinne einfach überschwemmt.

Achtung:
Die Rohkost-Empfehlung passt nicht für jeden. Bei vielen Menschen dauert es eine Weile, bis sie ihren Darm an die vielen Ballaststoffe gewöhnt haben, denn er hat damit auf einmal richtig viel zu tun. Er wird sich daher ziemlich sicher mittels Blähungen und Bauchkrämpfen revanchieren, wenn es ihm zu schnell geht.

Außerdem ist es auch wichtig, darauf zu achten, *wann* man sich rohköstlich austobt. *Vor* und nicht nach einer Mahlzeit ist der Zeitpunkt wie schon erwähnt perfekt, und außerdem lieber nicht mehr zu spät am Tag. Hintergrund ist, dass man viel schlechter schläft, wenn der Darm noch so viel arbeiten muss, und außerdem entlastet man gleichzeitig die Leber, die nachts mit ihren Stoffwechselprozessen beschäftigt ist.

Kleiner »Geheimtipp«: wenn man vor, während und direkt nach der Rohkost-Mahlzeit viel trinkt, kann man einen wunderbaren Gärbottich in seinem Bauch erzeugen. Wer nicht so sehr auf Blähbauch und das Gefühl zu platzen steht, sollte in dieser Zeit daher lieber die Flüssigkeiten weglassen. Beim Smoothie ist das übrigens was anderes, denn da hat der Darm kaum Verdauungsarbeit zu leisten, da ja schon alles vom Mixer klein gemacht wurde. Es kommt daher nicht so schnell zur Gärung.

# Tipp Nr. 5:
## MEHR BASISCHE LEBENSMITTEL

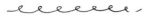

### Warum?

Die Säuren-Basen-Balance. Ein Schlagwort, das man immer häufiger hört, und worüber viele Bücher geschrieben werden. Dahinter steckt grob zusammengefasst Folgendes: Alle unsere Körperflüssigkeiten enthalten Säuren und Basen, die durch Stoffwechselvorgänge oder durch Lebensmittel entstehen. Säuren sind im Körper ebenso wichtig (der Magen zum Beispiel braucht ein saures Milieu und die Haut braucht zum Schutz einen Säureschutzmantel) wie Basen (unsere restlichen Organe brauchen ein basisches Milieu). Aber sie müssen im richtigen Verhältnis zueinander stehen, da wir am gesündesten sind, wenn unser Körper sich im neutralen oder leicht basischen Bereich bewegt. Wenn das aber nicht der Fall ist und wir »übersäuert« sind, können Stoffwechselvorgänge gestört werden, wodurch nicht mehr genügend Nährstoffe in unsere Zellen kommen. Wir fühlen uns müde, gestresst, nervös, sind weniger belastbar und unsere Haut verliert an Spannkraft. Auf Dauer kann uns das sogar richtig krank machen (vor allem unsere Nieren leiden, aber auch Knochen, Muskeln, Magen, Darm und Herz). Das Gute ist, dass wir unsere Säuren-Basen-Balance selbst in der Hand haben. Sie wird in erster Linie durch unsere Ernährung beeinflusst sowie durch Bewegung, Krankheiten, Medikamente, Umweltgifte (also Pestizide, Abgase etc.) und Stress.

Da unsere Lebensmittel alle unterschiedlich verstoffwechselt werden (entweder sauer, neutral oder basisch), können wir mithelfen, indem wir vor allem basische und als neutral eingestufte Dinge essen und trinken. Eine Balance wird aber nicht erreicht, wenn das Verhältnis der sauren zu basischen

Lebensmittel bei 50:50 liegt sondern bei 80:20 (am besten bei jedem Essen). Grob kann man sagen, dass Obst, Gemüse, Kartoffeln und die meisten Hülsenfrüchte basisch sind, Milch, Joghurt, Sahne, Öle und Eier neutral und Käse, Getreide, Fisch und Fleisch sauer.

## Wie?

Ich weiß aus eigener Erfahrung, dass es schwer ist, sich komplett basenüberschüssig zu ernähren, schon alleine weil man ab und zu mal Abwechslung braucht und auch viele gesunde Dinge als sauer eingestuft sind. Aber man könnte mal eine basische Woche einlegen und zumindest mehr darauf achten, wie das Verhältnis auf dem Teller ist. Zum Beispiel 100 Gramm Fleisch mit 400 Gramm Gemüse und Kartoffeln. Das hört sich doch eigentlich ganz gut an, oder?

Es gibt übrigens im Internet ganz viele Listen, auf denen sämtliche Lebensmittel nach sauer, neutral oder basisch eingestuft sind. Nicht verwirren lassen, je nach Berechnungsmethode weichen sie etwas ab, aber im Großen und Ganzen stimmen sie überein. Auf Seite 188 findet Ihr übrigens ein basisches Rezept.

## Tipp Nr. 6:
### JEDEN MORGEN 1 EL LEINÖL

## Warum?

Ich habe ja schon ausführlich über die Omega-3-Fettsäuren berichtet. Eine super Quelle für Omega-3 ist Leinöl. Es enthält je 100 Gramm rund 55 Gramm davon. Um dem gesamten Körper inklusive dem Gehirn, das ja zu einem Großteil aus diesen Fettsäuren besteht, eine Freude zu machen, sollte man dieses Öl täglich verwenden.

## Wie?

Entweder man nimmt jeden Morgen einen Esslöffel davon oder man gibt es über Gemüse, mischt es ins Müsli, den Smoothie oder den Saft. Wichtig ist nur, dass es nicht erhitzt wird, denn dann gehen die wichtigen Inhaltsstoffe verloren.

## Tipp Nr. 7:
## WENIGER FLEISCH

## Warum?

Zum einen ist die Verdauung von Fleisch total anstrengend für unseren Magen-Darm-Trakt, denn Fleisch ist meist fett, faserig und zäh und benötigt viele Verdauungssäfte. Es liegt bis zu acht Stunden im Magen, bevor es weiter in den Darm kommt.

Zum anderen ist Fleisch, wie wir mittlerweile wissen, eine der Hauptquellen für Omega-6-Fettsäuren, und diese sollten eigentlich nicht überwiegen, sind aber in sehr vielen Lebensmitteln enthalten, die wir gerne essen.

Eigentlich sollten wir pro Woche nicht mehr als 300–600 Gramm Fleisch und Wurst essen. Im Schnitt (die Vegetarier also mitgerechnet) essen die Deutschen aber pro Tag schon 160 Gramm (das ist ungefähr ein Steak), was ungefähr das Doppelte der Tagesempfehlung ist. Das heißt, am vierten Tag der Woche haben wir schon die Höchstgrenze erreicht. Und wie auf Seite 74 schon beschrieben, sollten wir nicht so viel Eiweiß essen, da es

Ammoniak produziert und Leber und Nieren belasten kann. Fleisch besteht jedoch vorwiegend aus Eiweiß.

Essen wir Fleisch aus konventioneller Landwirtschaft, können zusätzlich Medikamente wie Antibiotika enthalten sein, auf die unsere Darmflora überhaupt keine Lust hat.

### Wie?

Wenn Fleisch oder Wurst, dann tut es uns wie schon gesagt aus biologischer Landwirtschaft sicher besser. Außerdem hilft es, wenn man es nicht zur Hauptfigur auf dem Teller macht, sondern es als Beilage sieht. Zwei Drittel Gemüse, Kartoffeln, Getreide oder Hülsenfrüchte und ein Drittel Fleisch oder Wurst genügt schon, um die Mengen etwas einzuschränken, mehr Gemüse wäre natürlich noch besser (siehe Säuren-Basen-Balance). Und vielleicht ersetzt man das Fleisch ja öfter mal durch Fisch. Der hat zwar auch viel Eiweiß und wird sauer verstoffwechselt, bringt aber dafür meistens viele Omega-3-Fettsäuren mit. Wenn wir dann einfach immer mal wieder einen vegetarischen Tag einlegen, kommen wir ganz schnell auf eine bessere Bilanz, die auch das Klima schont, denn die Emissionen aus der Fleischindustrie machen einen riesigen Anteil daran aus.

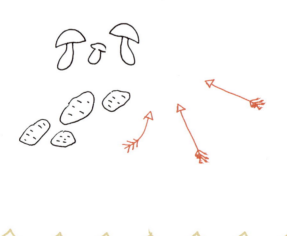

# Tipp Nr. 8:
## WENIGER MILCHPRODUKTE

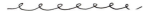

### Warum?

Mindestens genauso groß wie die Bio- oder Fleischdebatte ist die Sache mit der Milch. Kritiker und Befürworter stehen sich da ziemlich unversöhnlich gegenüber und bestehen auf ihren Argumenten. Kritiker sagen, die Milch sei verantwortlich für Krebs, Arteriosklerose, Diabetes und Herz-Kreislauf-Erkrankungen. Außerdem sei sie voll von Wachstumshormonen (die Krebszellen wachsen lassen), Antibiotika und anderen Medikamenten. Die Pro-Milch-Fraktion hingegen besteht darauf, dass neben der vielen anderen Mineralstoffe und Vitamine das viele Kalzium aus der Milch unverzichtbar für Knochen und Zähne sei.

Für mich heißt das, mal wieder den Mittelweg zu gehen und mir die Fakten anzuschauen. Zum einen ist es so, dass bei uns Menschen ab dem ersten oder zweiten Lebensjahr das Enzym Laktase zurückgeht, das den Milchzucker aufspaltet. Denn die Evolution hat vorgesehen, dass wir nur im Säuglingsalter Milch trinken, und zwar Muttermilch. Danach brauchen wir es nicht mehr. In Nordeuropa gab es aber im Laufe der Menschheitsgeschichte Genmutationen, die dafür sorgten, dass wir darüber hinaus noch weiterhin das Enzym produzierten, sodass Milch (in diesem Fall von Kühen, Schafen und Ziegen, nicht mehr von Mama) weiterhin getrunken werden konnte. Man erklärt sich das damit, dass im Norden weniger die Sonne scheint und wir also weniger Vitamin D produzieren. Vitamin D ist aber dafür zuständig, dass Kalzium aufgenommen werden kann, das ja in großen Mengen in der Milch steckt. Diese Aufgabe kann aber stellvertretend auch der Milchzucker übernehmen. Deshalb ist es nicht verwunderlich, dass die Intoleranz gegenüber Laktose in den südlichen, sonnenreichen Ländern viel höher, teilweise fast bei 100 Prozent liegt. In Deutschland sind es nur ungefähr 15 Prozent. Bei Laktoseintoleranz bekommt man Bauchschmerzen, Blähungen und Durchfall, wenn man Milch trinkt oder Milchprodukte isst. Wem das so geht, der sollte Milch lieber meiden, um den Darm und die Stimmung zu schonen. Was wir aber auch schon gelernt haben ist, dass in Milch (-produkten) Transfette und viele Omega-6-Fettsäuren stecken, die sich in größeren Mengen nicht so positiv auf uns auswirken. Ich rate daher dazu, Milchprodukte lieber etwas einzuschränken (auch wenn man sie verträgt), aber sie nicht ganz zu verbannen. Denn sie enthalten tatsächlich viele gute Dinge wie Jod, Kalium, Magnesium, Vitamin A und große Mengen Kalzium. Da aber auch die Menschen in südlicheren Ländern keine Kalziummangel-Nationen sind, muss sich niemand Sorgen darum machen, ob er ohne Milch genug davon abbekommt. Kalzium ist zum Beispiel in Kräutern, Hülsenfrüchten, Rucola, Kresse, Grünkohl, Hagebutte, Sesam und Mohn ebenfalls in großen Mengen enthalten.

Ich persönlich vertrage nicht den Milchzucker nicht, sondern das Milcheiweiß Kasein. Das bedeutet für mich, dass ich auch laktosefreie Produkte nicht essen und trinken kann und daher auf Alternativen angewiesen bin, wenn ich Milch ersetzen will. Zum Glück gibt es davon aber eine ganze Menge.

### Wie?

Alternativen zu tierischer Milch gibt es mittlerweile ohne Ende. Man darf sie nicht »Milch« nennen, deshalb heißen sie inzwischen meistens »Drink«. Ich finde es aber einfacher und schöner, deshalb bleibe ich bei dem Begriff.

Man muss sich durch die alternativen Milchprodukte einfach mal durchprobieren, denn sie schmecken sehr unterschiedlich und nicht jedem gleich gut. Ich fand am Anfang, dass fast alles wie in Wasser aufgeweichte Pappe

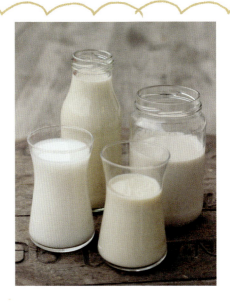

schmeckte. Urgh… Da gibt es zum einen die Sojamilch, die am weitesten verbreitet ist und die man mittlerweile in fast jedem Café bekommt. Ihr Vorteil ist, dass sie sich sehr gut aufschäumen lässt, deshalb ist sie für Cappuccino super geeignet. Außerdem hat sie ganz gute bindende Eigenschaften, weshalb sie zum glutenfreien und veganen Backen gut funktioniert. Am besten zum Einstieg sind wahrscheinlich Hafermilch oder Mandelmilch, da sie ganz gut schmecken. Aber es gibt auch Reismilch (süß aber dünn), Buchweizenmilch (sehr kerniger Geschmack und mein Favorit), Dinkel-, Kokos-, Cashew-, Macadamia-, Lupinen-, Hanf-, Quinoa- und Amaranthmilch. Sahne- oder Joghurtalternativen sind ebenfalls zahlreich. Da findet bestimmt jeder etwas.

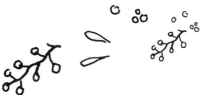

# Tipp Nr. 9:

## MEHR KAUEN

### Warum?

Gut gekaut ist halb verdaut! Ich liebe solche Sprüche. Und was sich reimt, ist gut, das wusste schon Pumuckl. Kauen ist der erste Verdauungsschritt, der Magen und Darm richtig viel Arbeit abnehmen kann. Ich denke, es kann sich jeder gut vorstellen, wie ein großer Brocken (schwer) im Magen liegt und erst mal bearbeitet werden muss, damit er kleiner wird. Dafür wird viel Energie gebraucht, was bedeutet, dass wir etwas träge und müde werden. So wie nach einem großen, fetten Essen. Außerdem schluckt man bei hastigem Essen schnell Luft mit, wodurch ein Völlegefühl entstehen kann. Alles in allem eher lästige Gefühle, oder?

Also lieber ein bisschen Zeit nehmen und ordentlich kauen. Wenn's länger dauert, kommt das Sättigungssignal auch rechtzeitig an und wir übergehen es aus lauter Hektik nicht.

Außerdem werden beim richtigen Kauen genügend Verdauungsenzyme produziert, die bereits den Zucker beginnen aufzuspalten, was später dem Dünndarm Arbeit erspart. Deshalb ist übrigens laktosefreie Milch so süß – weil das Enzym Laktase, das der Milch zugesetzt ist, das Zucker-Aufspalten schon übernommen hat.

Dass der Genuss beim langsameren Essen größer ist, leuchtet wahrscheinlich auch jedem ein. Denn Genuss braucht Zeit und Bewusstsein.

### Wie?

Ich werde jetzt keine Zahl nennen, wie oft man einen Bissen kauen soll, das finde ich albern. Aber ein bisschen öfter geht immer und ein bisschen mehr Zeit für Essen und Genuss bringt Entspannung. Da kann man auch mal eine halbe Stunde weniger Fernsehen jeden Tag und schon hat man die Zeit.

## Tipp Nr. 10:
## MEHR FERMENTIERTE LEBENSMITTEL

### Warum?

Beim Fermentieren oder »sauer Einmachen« wird Gemüse von nützlichen Mikroorganismen oder Enzymen umgewandelt beziehungsweise vergärt. Das hat man sich schon vor Jahrtausenden auf der ganzen Welt zunutze gemacht, um Lebensmittel zu konservieren. In heutiger Zeit aber viel wichtiger ist der »Nebeneffekt«: Es entsteht dabei ein probiotisches Lebensmittel. Aber wie passiert das genau?

Am Beispiel des Sauerkrautes kann man das gut erklären. Zu seiner Herstellung wird Weißkohl klein geraspelt, in ein großes Gefäß gegeben und mit etwas Salz vermischt. Dann stampft man es etwas, sodass das Wasser aus dem Kraut herauskommt. Das macht man so lange, bis der Kohl komplett mit Wasser bedeckt ist. So kommt kein Sauerstoff mehr dran, der ihn angreifen könnte, und die Milchsäurebakterien, die im Kohl bereits enthalten sind, können anfangen, aus dem enthaltenen Zucker Milchsäure herzustellen und sich zu vermehren. Sie lieben es sauerstoffarm und sauer. Schädliche Bakterien, die das Kraut faulen lassen würden, können damit wenig anfangen, deshalb bleiben sie draußen. Die Milchsäurebakterien verbrauchen zwar beim Vergären ein paar der Vitamine und Nährstoffe im Kohl, produzieren aber auch ganz viele neue, zum Beispiel Vitamin B12. Sodass am Ende etwas rauskommt, das Millionen guter Bakterien und viele Vitamine enthält, solange wir es nicht erhitzen. Das Gute ist außerdem, dass Sauerkraut die Milchsäurebakterien in seinen Fasern festhält, sodass sie nicht bereits im Magen Feierabend haben, sondern im Darm ankommen, wo sie ein Freudenfest mit der Darmflora und dem Immunsystem feiern können, was uns wiederum gesund und glücklich macht.

Zu den milchsauer vergorenen Lebensmitteln zählen neben Sauerkraut zum Beispiel saure Gurken, Quark, Sauerteig und sogar Salami. Es gibt aber auch andere Mikroorganismen oder Enzyme, die zum Fermentieren verwendet werden. Mit ihnen stellt man zum Beispiel eingelegte Oliven, Kimchi (fermentierter Chinakohl), Kombucha (durch Pilze fermentierter, gesüßter Tee) oder Sojasoße her.

### Wie?

Fermentierte Lebensmittel kann man entweder selbst machen (man kann alle Gemüsesorten fermentieren, man braucht dazu nur ein Gefäß, Salz und eventuell Wasser) oder sie kaufen. Aber Achtung: Sauerkraut und Co. in Konservendosen wurde erhitzt und enthält deshalb kaum noch Vitamine und Probiotika. Es gibt frisches Sauerkraut auch meist in der Kühltheke des Supermarkts oder auf dem Wochenmarkt. Oder wie wäre es mit einer Portion Kimchi vom Koreaner oder einfach ein paar eingelegte Oliven?

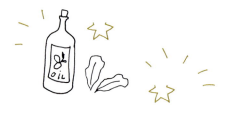

## Tipp Nr. 11:
### WARMES FRÜHSTÜCK

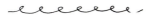

#### Warum?

In der Traditionellen Chinesischen Medizin (TCM) werden Lebensmittel nicht nur nach ihren Nährstoffen bewertet, sondern auch danach, welche Effekte sie auf die Organe und den gesamten Körper haben. Die Milz, die in der westlichen Medizin nur eine Rolle für das Immunsystem spielt und sonst seltener betrachtet wird, wird in der TCM (und übrigens auch in der ayurvedischen Ernährungslehre) als Schaltzentrale der »Mitte«, also des gesamten Magen-Darm-Trakts und der Verdauung, gesehen. Sie soll deshalb besonders gestärkt werden, wenn wir gesund und energiegeladen sein und keine Verdauungsbeschwerden haben wollen. Optimalerweise tut man das mit drei warmen Mahlzeiten täglich.

Als besonders wichtig wird die erste Mahlzeit angesehen, also das Frühstück. Die Temperatur spielt deshalb eine Rolle, weil warmes Essen nach TCM Energie bringt und kaltes Energie entzieht. Ich finde das ganz logisch, denn es muss ja erst mal Energie aufgewendet werden, um kaltes Essen und Getränke auf Körpertemperatur zu bringen, bevor die Verdauung richtig losgehen kann. Durch meine Hausärztin bin ich damals auf TCM aufmerksam geworden und auch sie hat mir, um mich aufgrund der Erschöpfungsdepression zu stärken, geraten, warme Speisen zu essen, auch zum Frühstück.

Mir hat das tatsächlich gutgetan und ich esse seitdem oft warmes Frühstück, vor allem im Winter und wenn es mir schlecht geht. Das kann Porridge, also Getreidebrei, sein oder eine Gemüsesuppe mit Reis, wie ich sie auch in Asien schon oft morgens gegessen habe.

### Wie?

Warmes Frühstück (und damit ist nicht Rührei mit Speck gemeint) ist sicher für viele gewöhnungsbedürftig. Aber es ist mal einen Versuch wert und bisher habe ich alle Kritiker von meinem Porridge überzeugen können. Es muss nicht jeden Morgen sein, dafür haben viele wahrscheinlich zu wenig Zeit, aber man könnte am Wochenende damit anfangen. Vielleicht schmeckt's ja und tut gut?

Porridge lässt sich aus ganz vielen Getreidearten kochen. Zum Beispiel klassisch mit Haferflocken, aber auch mit Hirse-, Reis-, oder Buchweizenflocken, die einfach in etwas Milch oder Wasser gekocht werden, bis sie richtig pampig sind. Dazu ein paar Trockenfrüchte, Nüsse und Obst oder Fruchtmus, fertig. Auf Seite 194 gibt es ein leckeres Porridgerezept für alle Einsteiger und Fans.

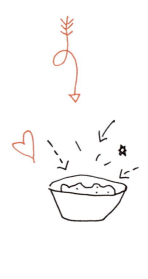

# DIE GLÜCKLICH MACHENDEN LEBENSMITTEL IM ÜBERBLICK

Es gibt ganz viele Gründe, weshalb Essen uns glücklich macht. Sei es eine schöne Erinnerung, die wir damit verbinden (mich macht zum Beispiel Kartoffelbrei sehr glücklich, weil ich an meine Kindheit und meine Mama denke), oder ein fröhlicher Rahmen, in dem gegessen wird. Wie wir aber im Laufe dieses Buches gelernt haben, gibt es noch ein paar Gründe mehr, weshalb uns Essen beziehungsweise Lebensmittel glücklich machen können: weil sie unseren Körper durch ihre natürlichen Inhaltsstoffe bei all seinen Stoffwechselvorgängen unterstützen, die Darmflora stärken und somit das Immunsystem und unser Gehirn fit halten. Denn ein gesunder Darm macht glücklich.

Hier also eine Liste an Lebensmitteln, die tolle Effekte auf uns haben und unsere Laune dadurch heben. Manche ein bisschen ausführlicher erklärt, manche ein bisschen kürzer gehalten. Ich habe außerdem darauf geachtet, dass es alles Lebensmittel sind, die wir kennen, hier in Deutschland einfach bekommen können und die nicht irgendwelche Titel wie »Superfood« tragen. Auch wenn viele von ihnen tatsächlich zu dieser Kategorie gehören. Nur, dass sie hier heimisch sind und nicht um die halbe Welt geschifft werden müssen. Damit die glücklich machenden Inhaltsstoffe wie Enzyme und Vitamine noch in vollem Umfang enthalten sind, sollten sie aber, wenn möglich, nicht immer nur gekocht (ab ca. 42°C gehen hitzeempfindliche Vitamine verloren), sondern öfter auch mal roh gegessen werden.

Wenn in ihnen Tryptophan enthalten ist, habe ich das natürlich auch erwähnt. Man muss aber dazu sagen, dass man nur allein mit tryptophanhaltigen Lebensmitteln keine Depression heilen kann. Sie enthalten lediglich den Stoff, den unser Körper braucht, um Serotonin zu bilden, und es kann auf keinen Fall schaden, viele von ihnen zu essen, um die Laune zu verbessern.

## OBST

### Ananas

Ananas regt die Verdauung an, wirkt entzündungshemmend, fördert die Durchblutung und wirkt stark basisch.

**Wichtigste Inhaltsstoffe:** das Enzym Bromelain, Kalium, Mangan, Kupfer, Eisen, Zink

### Äpfel

Äpfel kurbeln die Verdauung an, unterstützen die Darmflora, bringen den Stoffwechsel in Schwung, entgiften, kräftigen das Zahnfleisch und stärken das Immunsystem.

**Wichtigste Inhaltsstoffe:** der unlösliche Ballaststoff Pektin, Bioflavonoide, Vitamin C

**Tipp:** Wenn es um den Vitamin C-Gehalt geht, unterscheiden sich die Apfelsorten teilweise stark. Am meisten enthält die alte Sorte Berlepsch mit 27 Milligramm (die übrigens von vielen Allergikern gut vertragen wird) und der in Deutschland sehr beliebte Braeburn mit 24 Milligramm je 100 Gramm. Am wenigsten enthalten die Sorten Gloster (6 Milligramm), Fiesta (7 Milligramm), Elstar und Pinova (mit je 8 Milligramm). Unbedingt immer die Schale mitessen, denn darin und darunter sitzen 70 Prozent der Vitamine!

Die glücklich machenden Lebensmittel im Überblick

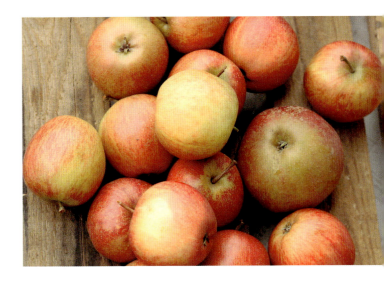

## Aprikosen

Aprikosen stärken die Darmgesundheit und das Immunsystem, haben einen »Verjüngungseffekt« und sind wichtig für gesunde Augen, Haare und Haut.

*Wichtigste Inhaltsstoffe:* Beta-Carotin, Vitamin B3 und B5, Vitamin C, Folsäure, Kalium

*Tipps:* Vor allem getrocknet sind sie unschlagbar, denn da enthalten sie fünf Mal so viele Mineralstoffe und Vitamine und beim Beta-Carotin sogar 20 Mal so viel!

Außerdem kann man ihre Kerne, also das, was innerhalb des harten Kerns steckt, essen. Sie sehen aus wie Mandeln und schmecken auch so (Vorsicht, es gibt auch bei ihnen bittere und süße Kerne, die bitteren sind giftig). Außerdem kann man ihr Öl super in der kalten Küche verwenden.

## Avocado

Avocados enthalten von allen Obst- und Gemüsesorten das meiste Fett, das aber richtig gesund ist und hilft, die fettlöslichen Vitamine aus anderem Obst und Gemüse aufzunehmen. Avocados unterstützen außerdem das Immunsystem und den Magen-Darm-Trakt, senken den Blutzuckerspiegel und stärken Nerven- und Gehirnzellen.

*Wichtigste Inhaltsstoffe:* Ölsäure (eine einfach ungesättigte Fettsäure), essenzielle Aminosäuren, komplexe Kohlenhydrate, Kalium, Magnesium, Vitamin E, Vitamin B3 und Antioxidantien.

*Tipp:* Der Avocadokern platzt förmlich vor Vitaminen, Antioxidantien, ungesättigten Fettsäuren und Ballaststoffen, also sollte man ihn einfach mit in den Mixer werfen (wenn der leistungsstark genug ist), wenn man einen Smoothie oder etwas anderes mit Avocado zubereitet.

## Bananen

Bananen halten aufgrund einer speziellen Mischung aus Kohlenhydraten und Mineralstoffen besonders lange fit. Sie sind leicht verdaulich, stärken die Nerven und Muskeln und verbessern durch das darin enthaltene Tryptophan die Laune.

*Wichtigste Inhaltsstoffe:* komplexe Kohlenhydrate, alle acht essentiellen Aminosäuren, Kalium, Magnesium, Vitamin B6

## Datteln

Datteln machen gute Laune und starke Nerven, binden Giftstoffe und stärken so die Darmflora. Außerdem regulieren sie den Blutdruck, stärken das Herz-Kreislauf-System und sorgen für guten Schlaf.

Die glücklich machenden Lebensmittel im Überblick

*Wichtigste Inhaltsstoffe:* Tryptophan, Ballaststoffe, Kalium, Magnesium, B-Vitamine

## Feigen

Feigen sind super für die Verdauung, stärken Nerven und Konzentration und heben die Laune.

*Wichtigste Inhaltsstoffe:* verdauungsfördernde Enzyme, Ballaststoffe, Kalium, Kalzium, Eisen

*Tipp:* Getrocknet enthalten Feigen ungefähr das Vierfache ihrer wertvollen Inhaltsstoffe.

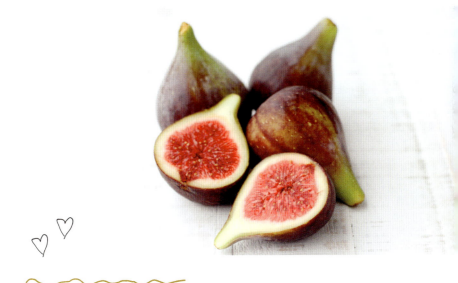

## Granatapfel

Granatapfelkerne sind leckere, gesunde Gesellen, denn sie schützen vor zu hohem Blutdruck, wirken antioxidativ, kurbeln die Verdauung an und stärken die Nerven.

***Wichtigste Inhaltsstoffe:*** Antioxidantien, sekundäre Pflanzenstoffe, Vitamin B, C, E und K, Kalium

## Heidelbeeren

Heidelbeeren unterstützen die Darmgesundheit und das Immunsystem, fördern die Wundheilung, sind gut für Haut und Augen, reduzieren Stress im Körper und schützen das Herz-Kreislauf-System.

***Wichtigste Inhaltsstoffe:*** der sekundäre Pflanzenstoff Anthocyan, spezielle Gerbstoffe, B-Vitamine, Vitamin C, Vitamin E

***Tipp:*** Getrocknete Heidelbeeren und Heidelbeerblätter sind besonders gut bei Durchfall.

## Trockenfrüchte

Trockenfrüchte sind Früchte, denen das Wasser durch Trocknen oder Erhitzen entzogen wurde. Deshalb haben sie je 100 Gramm viel mehr Vitamine, Mineralstoffe und sekundäre Pflanzenstoffe als ihre frischen Kollegen. Aber auch mehr Fruchtzucker. Denn in getrockneten Früchten wird alles konzentriert, auch das Aroma. Da sie aber viele Ballaststoffe enthalten, sind sie viel gesünder als andere Süßigkeiten und lassen den Blutzucker aufgrund der komplexen Kohlenhydrate nicht so schnell in die Höhe schießen. Sie regen vor allem die Verdauung an.

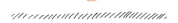

*Wichtigste Inhaltsstoffe:* Ballaststoffe, komplexe Kohlenhydrate, Vitamine, Mineralstoffe, sekundäre Pflanzenstoffe

*Tipp:* Trockenfrüchte kann man ganz toll zum Süßen verwenden, auch beim Backen oder im Smoothie.

## GEMÜSE, SALAT & HÜLSENFRÜCHTE

### Artischocke

Die Artischocke galt schon im alten Ägypten als Heil- und Arzneipflanze. Sie ist gut für die Verdauung (vor allem der Fette), gegen Blähungen und Völlegefühl, für Leber und Nieren, reguliert den Blutzuckerspiegel und unterstützt als Präbiotikum die guten Darmbakterien.

*Wichtigste Inhaltsstoffe:* der Ballaststoff Inulin, der Bitterstoff Cynarin, Kalium, Eisen, Zink, Folsäure

### Brennnessel

Die Brennnessel ist als Heilpflanze bekannt und wird vor allem bei Blasenentzündung und bei chronisch entzündlichen Darmerkrankungen eingesetzt. Ihr Eisengehalt ist riesig und das viele in ihr enthaltene Vitamin C macht das Eisen für unseren Körper gut verfügbar, sodass es die Blutbildung perfekt unterstützt.

*Wichtigste Inhaltsstoffe:* Kalzium, Kalium, Eisen, Phosphor, Beta-Carotin, Vitamin C, sekundäre Pflanzenstoffe

*Tipps:* Man kann sie wie Spinat kochen, im Salat oder Smoothie verwenden oder als Tee aufkochen. Die Brennhärchen gehen übrigens während der Zubereitung verloren.

## Brokkoli

Brokkoli schützt vor Krebs, repariert geschädigte Zellen, unterstützt den Stoffwechsel, schützt vor chronisch entzündlichen Darmerkrankungen und reduziert Stress. Für seinen speziellen sekundären Pflanzenstoff Sulforaphan bringt er das passende Enzym mit.

**Wichtigste Inhaltsstoffe:** Vitamin C, Beta-Carotin, Kalium, Eisen, Kalzium, Magnesium, Sulforaphan und das Enzym Myrosinase

**Tipps:** Um das wichtige Enzym nicht zu zerstören, sollte Brokkoli lieber roh gegessen werden. Am besten die Röschen, denn die sind für den Darm besser verträglich als der Strunk. Brokkolisprossen sind übrigens ebenfalls kleine Vitaminbomben.

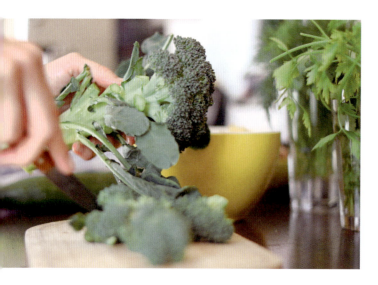

## Chicorée

Chicorée unterstützt die Verdauung, vor allem die der Gallenblase und der Bauchspeicheldrüse, senkt den Blutdruck, wirkt entgiftend, harntreibend, schmerzstillend und stark basisch und dient als Präbiotikum der Darmflora.

*Wichtigste Inhaltsstoffe:* Bitterstoffe, der Ballaststoff Inulin, Kalium, Vitamin A

## Erbsen

Erbsen stärken die Nerven, unterstützen die Darmtätigkeit und sind die besten Eiweißlieferanten unter allen Hülsenfrüchten.

*Wichtigste Inhaltsstoffe:* Ballaststoffe, essenzielle Aminosäuren (auch Tryptophan), Kalium, Magnesium, Zink, Vitamin B1

## Fenchel

Fenchel hilft gegen Blähungen, wirkt entgiftend, entzündungshemmend, schleimlösend und beruhigend, regt die Durchblutung sowie die Leber- und Nierentätigkeit an, stärkt das Immunsystem und reguliert den Hormonspiegel.

*Wichtigste Inhaltsstoffe:* ätherische Öle, essenzielle Aminosäuren, Kalium, Zink, Vitamin C, Beta-Carotin, Vitamin E, Folsäure

*Tipp:* Fenchelsamen sind besonders toll bei Blähungen und Verdauungsproblemen.

## Karotten

Karotten gehören zu den wenigen Lebensmitteln, die ich während meiner gesundheitlich schwersten Zeit in gekochtem Zustand essen konnte. Sie sind toll für die Verdauung, sättigen, sollen vor Krebs schützen und sind zudem gut für die Augen.

**Wichtigste Inhaltsstoffe:** Beta-Carotin, sekundäre Pflanzenstoffe, Kalium

## Kartoffeln

Egal, wie schlecht es mir ging, Kartoffeln haben mir immer geholfen, deshalb werde ich hier etwas ausführlicher. Sie sind gekocht die verträglichsten Lebensmittel, die ich kenne, gesund, lecker und wärmend und total dankbar in der Zubereitung.

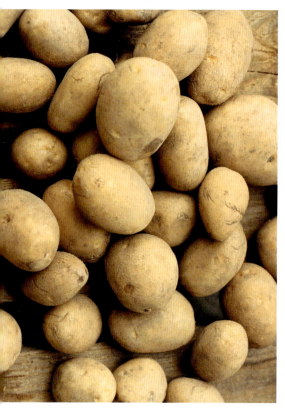

Kartoffeln enthalten zum Beispiel mit das hochwertigste Eiweiß aller pflanzlichen Lebensmittel. Das kommt daher, dass sie viele essenzielle Aminosäuren beherbergen, die der Körper nicht selbst herstellen kann. Die wichtigsten beiden Aminosäuren in der Kartoffel sind Lysin und Tryptophan. Beide wirken antidepressiv.

Außerdem enthalten sie viel Vitamin C, das antioxidant wirkt und die Aufnahme von Eisen erleichtert, B-Vitamine, die gut für die Nerven sind, Folsäure, die wichtig für das Zellwachstum ist, Kalium, das nicht nur gut für die Muskeln und den Blutdruck, sondern auch wichtig für die Übertragung von Nervenimpulsen ist, sowie Magnesium und Eisen.

*Tipp:* Kalte (gekochte) Kartoffeln enthalten genauso wie kalter Reis die sogenannte resistente Stärke, die ähnlich wie Ballaststoffe wirkt und nicht nur den Blutzucker- und Blutfettspiegel reguliert, sondern auch super für die Darmflora ist. Noch ein Grund mehr für leckeren Kartoffelsalat, oder? Ein Rezept dafür habe ich auf Seite 192 untergebracht.

## Kichererbsen

Kichererbsen sind toll für die Verdauung, die Darmflora, den Blutzuckerspiegel und das Herz-Kreislauf-System und sind eine optimale Eiweißquelle. Nur in rohem Zustand sind sie giftig.

*Wichtigste Inhaltsstoffe:* Ballaststoffe, hochwertiges Eiweiß, Antioxidantien (Vitamin A, E und sekundäre Pflanzenstoffe), Kalzium, Kalium, Phosphor, Magnesium

## Kohl

Kohl ist die beste Möglichkeit, sich im Winter mit Vitaminen zu versorgen, die aus lokalem Anbau stammen. Es gibt verschiedene Kohlarten (zum Beispiel Weißkohl, Rotkohl, Grünkohl, Wirsing oder Rosenkohl). Alle haben gemeinsam, dass sie das Immunsystem stärken, die Schleimhäute schützen, positiv auf die Stimmung wirken und die Verdauung und die Darmflora unterstützen. Vor allem der Grünkohl ist ein Star, denn er enthält nicht nur riesige Mengen Vitamin C, sondern auch das meiste Beta-Carotin aller Kohlarten (fast 600-mal so viel wie Rotkohl). Eine Portion Kohl enthält außerdem so viel Kalzium wie zwei Gläser Milch!

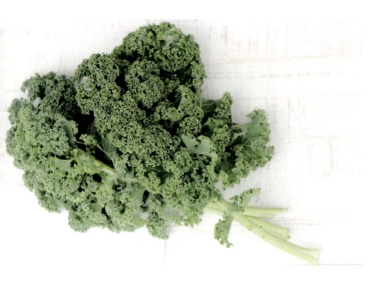

**Wichtigste Inhaltsstoffe:** Ballaststoffe, Vitamin C, Beta-Carotin, Kalzium, Kalium

**Tipp:** Wird der Kohl fermentiert, gewinnt er noch mehr an Vitaminen und wirkt probiotisch.

## Linsen

Linsen gibt es in vielen verschiedenen Größen, Formen und Farben. Alle Sorten enthalten viel hochwertiges Eiweiß, unterstützen die Verdauung, sättigen, regulieren den Blutzuckerspiegel, schützen das Immunsystem und wirken entzündungshemmend.

**Wichtigste Inhaltsstoffe:** hochwertiges Eiweiß (essenzielle Aminosäuren), Ballaststoffe, B-Vitamine, Folsäure, sekundäre Pflanzenstoffe, Kalium, Kalzium, Magnesium, Eisen, Kupfer, Zink

*Tipp:* Wenn man Linsen keimen lässt, werden sie noch gesünder und enthalten anstelle von sieben auf einmal alle neun essenziellen Aminosäuren.

## Löwenzahn

Löwenzahn steht nicht nur am Wegesrand, sondern macht sich auch super im Salat oder Smoothie. Er lässt sich auch wie Spinat zubereiten. Er wirkt ganz besonders verdauungsfördernd und entgiftend, senkt den Blutzuckerspiegel, stärkt Leber, Nieren, Bauchspeicheldrüse, Milz, Darm und Magen.

*Wichtigste Inhaltsstoffe:* Kalzium, Beta-Carotin, Vitamin C, Vitamin E, Magnesium, Eisen, Bitterstoffe

*Tipp:* Wer sichergehen will, dass kein Hund sein Beinchen über dem Löwenzahn gehoben hat, kauft ihn lieber auf dem Markt, anstatt ihn im Park zu sammeln.

## Mangold

Mangold, den es in mehreren wunderschönen Farben gibt, ist leicht verdaulich, gut für die Blutgerinnung, stärkt die Knochen, ist gut für die Haut und schützt aufgrund seiner Antioxidantien vor freien Radikalen.

*Wichtigste Inhaltsstoffe:* Antioxidantien, Beta-Carotin, Vitamin K und C, Magnesium, Kalzium, Kalium, Eisen

*Achtung:* Mangold enthält viel Oxalsäure, die Kalzium bindet und Nierensteine begünstigt. Wenn man ihn kocht, geht der Gehalt der Säure zurück. Wer Probleme mit den Nieren hat, sollte Mangold aber lieber nicht essen.

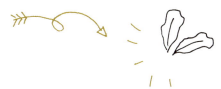

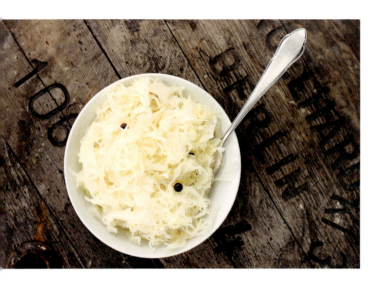

### Sauerkraut

Sauerkraut ist milchsauer vergorener Weißkohl. Es wirkt verdauungsfördernd, ist aufgrund der enthaltenen probiotischen Bakterien super für die Darmflora, stärkt das Immunsystem, das Herz, die Knochen und die Nerven.

*Wichtigste Inhaltsstoffe:* Probiotika, Ballaststoffe, Vitamin B12, Vitamin C

### Spinat

Spinat ist gut für das Immunsystem sowie für Haut, Haare, Blut und Nerven.

*Wichtigste Inhaltsstoffe:* Beta-Carotin, Vitamin C, Folsäure, Kalium, Kalzium

*Achtung:* Auch Spinat enthält Oxalsäure (siehe Mangold).

## Süßkartoffeln

Süßkartoffeln unterstützen die Verdauung, regulieren den Blutzuckerspiegel, stärken das Herz, die Nerven und die Muskulatur und wirken entzündungshemmend.

*Wichtigste Inhaltsstoffe:* Beta-Carotin, komplexe Kohlenhydrate, Ballaststoffe, Vitamin C, Kalium

*Tipps:* Süßkartoffeln kann man im Prinzip wie Kartoffeln zubereiten, man kann sie aber auch toll zum Backen verwenden oder sogar entsaften, da man sie im Gegensatz zur normalen Kartoffel auch roh essen kann.

# NÜSSE, KERNE & SAMEN

## Cashewkerne

Cashewkerne wirken entspannend, stärken die Nerven und verbessern die Stimmung, sind gut für das Herz-Kreislauf-System, Haut, Knochen und Zähne und unterstützen den Stoffwechsel.

*Wichtigste Inhaltsstoffe:* mehrfach ungesättigte Fettsäuren, essenzielle Aminosäuren inklusive Tryptophan, Magnesium, Kalium, Phosphor, Vitamin D, B-Vitamine, Folsäure

## Kürbiskerne

Kürbiskerne sind vor allem für ihre Wirkung bei Prostatabeschwerden und Blasenerkrankungen bekannt, denn sie wirken harntreibend, entwässernd und entzündungshemmend. Sie sind aber auch toll für die Verdauung und bringen wertvolle Vitamine, Enzyme und Fettsäuren mit. Außerdem kann man aus ihnen köstliches Öl pressen, das kaltgepresst ebenfalls sehr gesund ist.

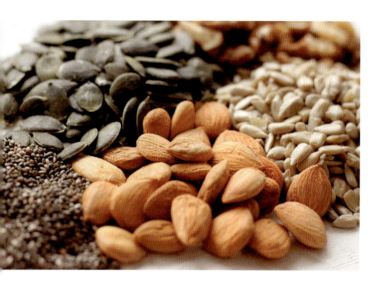

*Wichtigste Inhaltsstoffe:* einfach und mehrfach ungesättigte Fettsäuren, sekundäre Pflanzenstoffe, Vitamin E, Magnesium, Kalium, Phosphor, Mangan, Zink, Kupfer, Eisen

### Leinsamen

Leinsamen sind super für die Verdauung, da sie im Darm Wasser binden, Schleim bilden und aufquellen.

*Wichtigste Inhaltsstoffe:* Omega-3-Fettsäuren, Ballaststoffe

*Tipps:* Leinsamen sollten am besten geschrotet gegessen werden, damit die tollen Inhaltsstoffe auch vom Körper aufgenommen werden und die Samen im Darm gut quellen können.

## Paranüsse

Paranüsse wirken entgiftend, stärken die Nerven, schützen Herz und Kreislauf, stärken das Immunsystem sowie Knochen und Zähne und aktivieren die Schilddrüsenhormone.

*Wichtigste Inhaltsstoffe:* Selen, Phosphor, Magnesium, Kalium, Kalzium, Vitamin B1

## Walnüsse

Walnüsse sehen nicht nur aus wie kleine Gehirne, sondern sie sind auch gut fürs Gehirn. Außerdem halten sie die Blutgefäße elastisch und das Blut flüssig, sind gut bei Herz- und Kreislauf-Erkrankungen und die enthaltenen Antioxidantien bekämpfen freie Radikale.

*Wichtigste Inhaltsstoffe:* ungesättigte Fettsäuren, Omega-3-Fettsäure, Vitamin E, Eisen, Kalium, Kalzium, Folsäure

## Flohsamenschalen

Klingt komisch, hat aber nichts mit Flöhen zu tun, versprochen. Der Name kommt nur daher, dass die kleinen Samen der Pflanze »flohesk« hochhüpfen, wenn sie reif ist. Die Schalen der Flohsamen enthalten Ballaststoffe und Schleimstoffe, die im Darm aufquellen und großartig für die Verdauung sind. Denn sie helfen sowohl bei Verstopfung als auch bei Durchfall, sind besonders bei Reizdarmsyndrom hilfreich, helfen gegen Hämorrhoiden und senken den Blutzucker- und Cholesterinspiegel.

*Wichtigste Inhaltsstoffe:* Ballaststoffe, Schleimstoffe

*Tipps:* Um richtig quellen zu können, sollte zu den Flohsamenschalen immer genügend getrunken werden. Man kann sie ins Müsli oder in den Smoothie

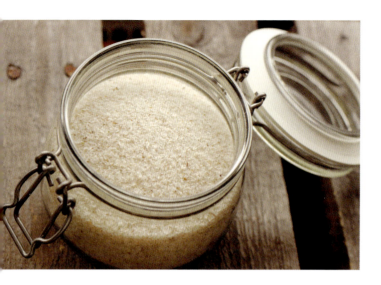

geben, aber auch eine Darmreinigungskur mit ihnen durchführen. Außerdem sind Flohsamenschalen ein tolles Bindungsmittel beim glutenfreien Backen und lockern den Teig zusätzlich auf.

## KRÄUTER & GEWÜRZE

### Chili

Chili regt den Speichelfluss und die Magensaftproduktion an, wirkt antibakteriell und entzündungshemmend, schützt die Schleimhäute, hebt die Stimmung (da durch die Schärfe ein Schmerzreiz ausgelöst wird, der Endorphine ausschütten lässt), fördert die Durchblutung, kurbelt den Kreislauf und den Stoffwechsel an und wärmt.

**Wichtigste Inhaltsstoffe:** Capsaicin, ätherische Öle, Flavonoide, Vitamin C

*Tipp:* Wer einen empfindlichen Magen hat, sollte sparsam mit Chili sein.

## Ingwer

Ingwer ist irgendwie ein Allheilmittel. Jedenfalls scheint er für jedes Zipperlein und jede Krankheit zu helfen. Er wirkt verdauungsfördernd, appetitanregend, schmerzstillend, entzündungshemmend, entgiftend, hustenstillend, gegen Brechreiz, unterstützt die Darmflora, stärkt die Magenschleimhaut, stärkt das Immunsystem, fördert die Durchblutung, hilft bei Migräne und Menstruationsbeschwerden und noch so vieles mehr.

*Wichtigste Inhaltsstoffe:* ätherische Öle, Kalium, Kalzium, Magnesium, Phosphor, Vitamin C

## Kakao

Kakao, und damit ist der rohe, unerhitzte Kakao gemeint, ist eines der gesündesten Lebensmittel. Er enthält von allen Pflanzen das meiste Magnesium und das meiste Eisen (sogar dreimal so viel wie ein Rindersteak). Er verbessert die Laune, stärkt die Nerven und die Stressresistenz, verbessert die Verdauung, schützt das Herz und senkt den Blutdruck.

*Wichtigste Inhaltsstoffe:* Magnesium, Eisen, über 600 Antioxidantien, Tryptophan, Kalzium, Kupfer, Chrom, Zink, Vitamin C, Vitamin E

*Tipps:* Rohen Kakao findet man nicht überall. Das Kakaopulver, das man im Supermarkt kaufen kann, ist meist erhitzt, und das was üblicherweise als Schokoladentafel daherkommt ist, auch nicht mehr das, was der rohe Kakao am Anfang der Verarbeitungskette war. Es gibt aber in den meisten Bioläden inzwischen rohen Kakao oder Kakaonibs zu kaufen. Perfekt für's Müsli oder zum Knabbern.

## Dill

Dill wirkt entzündungshemmend, ist gut bei Magenbeschwerden, Blähungen, Appetitlosigkeit und sorgt für guten Schlaf.

*Wichtigste Inhaltsstoffe:* ätherische Öle, Vitamin C, Beta-Carotin, Kalzium, Kalium, Eisen

## Knoblauch

Knoblauch ist ein richtig tolles Entgiftungsgewächs, wirkt Krebs entgegen, ist großartig für die Verdauung, ist entzündungshemmend und blutdrucksenkend, soll die Libido steigern, stärkt das Immunsystem und ist ein natürliches Antibiotikum (ohne dabei den Darm zu schädigen). Er gilt in vielen Kulturen schon seit Jahrtausenden als Heilmittel.

*Wichtigste Inhaltsstoffe:* Antioxidantien, viele B-Vitamine und Vitamin H, sekundäre Pflanzenstoffe (vor allem Sulfide), Kalium, Selen, Alliin und Allicin (wirken antibiotisch), das Enzym Lysozym

*Tipps:* Knoblauch wirkt natürlich am besten, wenn er roh gegessen wird. Einfach klein geschnitten über Gemüse, Pasta, Salat, in den Joghurt geben oder aufs Butterbrot legen. Wenn man ihn nur kurz andünstet, behält er immer noch viele seiner tollen Inhaltsstoffe und man hat nicht so starken Mundgeruch danach.

## Kurkuma

Die Kurkuma-Wurzel ist ein tolles Ding! Sie ist vor allem entzündungshemmend, schmerzstillend, entgiftend, antimikrobiell, hilft bei chronisch entzündlichen Darmerkrankungen, stärkt das Immunsystem, ist super für Herz, Leber und Gehirn und soll sogar bei Alzheimer helfen.

*Wichtigste Inhaltsstoffe:* Kurkumin, ätherische Öle, Antioxidantien

*Tipp:* Damit der Hauptwirkstoff Kurkumin vom Körper aufgenommen werden kann, muss Kurkuma zusammen mit schwarzem Pfeffer und irgendeiner Art von Fett zubereitet werden.

## Oregano

Oregano ist ein natürliches Antibiotikum, das zudem die Darmflora pflegt (er wirkt sogar gegen Darmparasiten und Pilze). Er wirkt entzündungshemmend, blutverdünnend und ist einer der besten Antioxidantien-Lieferanten. Außerdem hilft er bei Atemwegserkrankungen und Entzündungen im Mund- und Rachenraum.

*Wichtigste Inhaltsstoffe:* Antioxidantien, sekundäre Pflanzenstoffe, Bitterstoffe, ätherische Öle

*Tipp:* Am besten verwendet man Oregano frisch, denn in der getrockneten Variante sind nicht mehr so viele heilsame Stoffe enthalten.

## Petersilie

Petersilie, egal, ob glatt oder kraus, ist eine kleine Vitamin-C-Bombe und deshalb toll für das Immunsystem. Außerdem helfen seine Inhaltsstoffe bei Sodbrennen, sie stärken Herz, Nieren, Knochen und Zähne, wirken entzündungshemmend, entwässernd und entgiftend, sind gegen Mundgeruch gut und beruhigen bei Erschöpfung.

*Wichtigste Inhaltsstoffe:* ätherische Öle, sekundäre Pflanzenstoffe, Vitamin B, C, E, K, Beta-Carotin, Folsäure, Kalzium, Kalium, Magnesium, Eisen

*Tipp:* Ihre Wurzeln, die Petersilienwurzeln, sind auch sehr lecker und gesund und passen gut zu Suppen oder Eintopfgerichten.

## Rosmarin

Rosmarin kurbelt den Kreislauf an und wirkt antibakteriell, ist gut für die Verdauung, erhöht die Konzentration, reguliert den Blutdruck und ist wohltuend für die Haut.

*Wichtigste Inhaltsstoffe:* ätherische Öle, Bitterstoffe, sekundäre Pflanzenstoffe

## Thymian

Thymian wirkt entzündungshemmend und hilft daher besonders gut bei Erkältung, Bronchitis, Mandel- und Blasenentzündung. Außerdem wirkt er krampflösend und ist daher besonders wohltuend bei Atemwegsinfekten, Menstruations- und Verdauungsbeschwerden. Er wirkt außerdem schleimlösend, antibakteriell, stärkt das Immunsystem und schützt unsere Zellen.

*Wichtigste Inhaltsstoffe:* ätherisches Öl, Bitterstoffe, sekundäre Pflanzenstoffe, Kalzium, Beta-Carotin, Zink

## Zimt

Zimt schmeckt nicht nur großartig, sondern hat auch noch tolle Inhaltsstoffe, die ihn zu einer Heilpflanze machen, die auch im Ayurveda und in der Traditionellen Chinesischen Medizin einen wichtigen Platz hat. Er regt die Verdauung an, hilft gegen Blähungen, wirkt desinfizierend, beruhigend und stimmungsaufhellend und fördert die Durchblutung und den Kreislauf.

*Wichtigste Inhaltsstoffe:* ätherische Öle, Schleimstoffe

*Achtung:* Es gibt verschiedene Sorten von Zimt. Der weit verbreitete Cassia-Zimt enthält sehr viel Cumarin, das die Leber schädigen kann. Man sollte deshalb lieber den Ceylon-Zimt nehmen, der viel weniger davon enthält.

## Zwiebeln

Zwiebeln gehören auch zu den Heilpflanzen, denn sie wirken unter anderem entzündungshemmend, antibakteriell, antioxidativ, schützen die Blutgefäße, beugen Herz-Kreislauf-Erkrankungen vor, stärken das Immunsystem, fördern die Verdauung, unterstützen die Darmflora und helfen bei Erkältungen.

*Wichtigste Inhaltsstoffe:* ätherisches Öl, Antioxidantien, Vitamin C, sekundäre Pflanzenstoffe

# GETREIDE

## Hafer

Hafer ist eines der gesündesten Getreide. Er stärkt das Immunsystem, regt die Verdauung an, verbessert die Konzentration, die Laune, den Schlaf und die körperliche Leistungsfähigkeit, stärkt Haut, Haare, Knochen, Zähne, Bindegewebe und die Fingernägel.

*Wichtigste Inhaltsstoffe:* Ballaststoffe, alle essenziellen Aminosäuren (also auch Tryptophan), Linolsäure, ungesättigte Fettsäuren, Eisen, Magnesium, Zink, Mangan

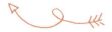

*Tipp:* Hafer ist zwar glutenhaltig, enthält aber nur sehr kleine Mengen davon, sodass viele Menschen mit Glutenunverträglichkeit (nicht zu verwechseln mit Zöliakie) trotzdem Hafer vertragen.

## Hirse

Hirse ist ein glutenfreies Getreide, das gut verdaulich ist, die Nerven und Muskeln stärkt, gut für Blut- und Knochenbildung ist und Haut, Haare und Nägel gesund hält.

*Wichtigste Inhaltsstoffe:* Eisen, Magnesium, Kieselsäure

*Tipps:* Man kann Hirse genauso verwenden wie Couscous.
Aufgrund des hohen Eisengehalts sollte man etwas Vitamin-C-Haltiges zur Hirse dazu essen, sonst kann das Eisen vom Körper nicht aufgenommen werden.

## Naturreis

Naturreis, Vollkornreis oder auch brauner Reis ist toll für die Verdauung, stärkt die Nerven und das Immunsystem, unterstützt die Blutbildung und regt den Stoffwechsel an. Da der Naturreis ungeschält ist, bleiben die ganzen guten Inhaltsstoffe in den Reiskörnern und können dann im Darm wirken, wenn sie aufgeschlossen werden.

*Wichtigste Inhaltsstoffe:* komplexe Kohlenhydrate, Ballaststoffe, B-Vitamine, Kalium, Magnesium, Eisen, Zink, essenzielle Aminosäuren

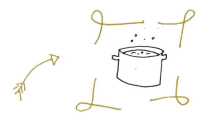

# ESSIG & ÖL

## Apfelessig

Apfelessig ist einer der Helden in der Küche, denn seine Inhaltsstoffe machen ihn dazu. Er unterstützt die Darmflora und Verdauung, hilft bei Blähungen und Krämpfen, reguliert den Blutzuckerspiegel, wirkt wundheilend, ist gut für Haut und Haare (auch äußerlich angewendet) und regt den Stoffwechsel an.

*Wichtigste Inhaltsstoffe:* Vitamin B, C, E, Folsäure, Kalzium, Kalium, Mangan, Eisen, Zink

## Kokosöl

Kokosöl ist ein wahrer Alleskönner. Obwohl es zu den gesättigten Fetten zählt, ist es supergesund und leicht verdaulich. Es wirkt entzündungshemmend, antibakteriell, regt den Stoffwechsel und die Verdauung an, schützt die Darmflora und wird in der Regel nicht gespeichert, sondern direkt zur Energieversorgung verwendet.

*Wichtigste Inhaltsstoffe:* Laurinsäure, Caprinsäure, Caprylsäure sowie andere Fettsäuren

*Tipp:* Kokosöl ist ein Öl, das man sehr gut erhitzen kann. Deshalb nehme ich es am liebsten zum Braten. Kaltgepresste Öle mit vielen mehrfach ungesättigten Fettsäuren sollte man hingegen nicht erhitzen, da sich bei ihnen viel früher (also bei geringeren Temperaturen) die Fettsäuren zersetzen und giftige Stoffe entstehen können.

## ÖLE UND IHRE RAUCHPUNKTE

Nicht jedes Öl ist zum Erhitzen beziehungsweise Braten geeignet. Es kommt auf den Rauchpunkt an, ab dem es anfängt zu qualmen und sich giftige Stoffe entwickeln. Besonders niedrige Rauchpunkte haben Öle, die über einen hohen Anteil an mehrfach ungesättigten Fettsäuren verfügen. Öle, die viele gesättigte Fette und einfach ungesättigte Fettsäuren enthalten, sind dagegen optimal zum Erhitzen. Außerdem muss noch unterschieden werden, ob ein Öl kaltgepresst wurde (dann ist der Rauchpunkt niedriger) oder ob es heißgepresst, also raffiniert wurde (dann kann es höher erhitzt werden).

ZUR ORIENTIERUNG:
Beim Braten entsteht eine Hitze von ca. 200°C, beim Dämpfen und Dünsten eine Hitze von 80-100°C.

## ÖL/FETT 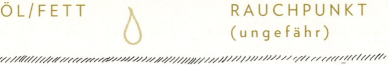 RAUCHPUNKT
(ungefähr)

| Öl/Fett | Rauchpunkt |
|---|---|
| Leinöl | – |
| Leindotteröl | – |
| Kürbiskernöl | – |
| Sonnenblumenöl, kaltgepresst | 107°C |
| Hanföl | 120°C |
| Erdnussöl, kaltgepresst | 130°C |
| Distelöl | 150°C |
| Walnussöl | 160°C |
| Olivenöl, kaltgepresst | 130 - 175°C |
| Butter | 175°C |
| Margarine | 175°C |
| Rapsöl, kaltgepresst | 130 - 190°C |
| Kokosöl | 200°C |
| Maiskeimöl | 200°C |
| Butterschmalz | 205°C |
| Sonnenblumenöl, raffiniert | 210°C |
| Sesamöl | 210°C |
| Palmöl | 220°C |
| Rapsöl, raffiniert | 220°C |
| Olivenöl, raffiniert | > 220°C |
| Erdnussöl, raffiniert | 230°C |
| Sojaöl | 235°C |

## Leinöl

Leinöl ist ein Tausendsassa, denn es hilft bei Husten und Heiserkeit, schützt das Immunsystem, stärkt die Nerven, ist gut für die Haut, soll gegen Krebs helfen und stärkt die Darmflora. Was will man mehr?

*Wichtigste Inhaltsstoffe:* Omega-3-Fettsäuren, sekundäre Pflanzenstoffe

*Tipp:* Leinöl hält maximal zwei Wochen und auch nur dann, wenn es dunkel und kühl gelagert wird, denn die Omega-3-Fettsäure ist sehr empfindlich gegen Sauerstoff und bildet mit der Zeit Bitterstoffe. Wenn man es im Gefrierfach lagert, hält es jedoch viel länger, und man holt es einfach immer zehn Minuten, bevor man es braucht, raus.

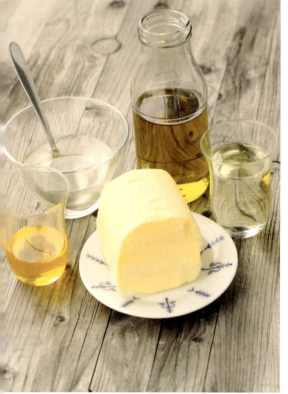

## Leindotteröl

Leindotter ist eher unbekannt, obwohl es eine heimische Pflanze ist (die übrigens nichts mit dem Leinsamen zu tun hat). Das Öl hat ein perfektes Verhältnis von Omega-3 zu Omega-6 Fettsäuren (ungefähr 2:1) und wirkt entzündungshemmend, ist gut für die Konzentration, stärkt das Immunsystem und baut die Zellmembran auf.

*Wichtigste Inhaltsstoffe:* Omega-3-Fettsäuren, Omega-6-Fettsäuren, Vitamin E

*Tipp:* Leindotteröl schmeckt ein bisschen nach frischen Erbsen und Spargel. Es ist daher toll zu (Gurken-)Salat, Gemüse oder Kartoffeln.

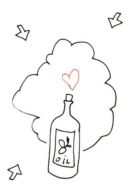

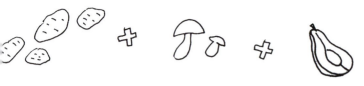
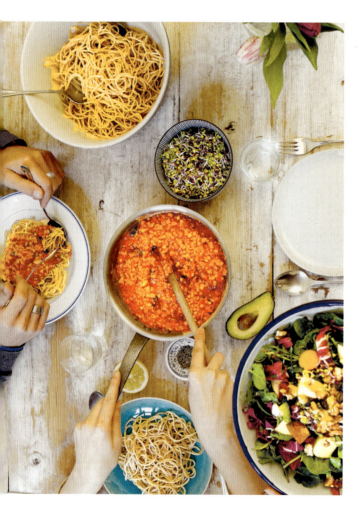

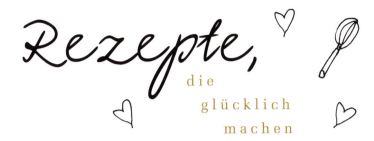

# Rezepte,
### die glücklich machen

Nachdem wir jetzt wissen, was in unserem Körper so abgeht, was womit zusammenhängt und welche Lebensmittel wie auf uns wirken, habe ich zum Abschluss noch eine kleine Inspiration, wie das Ganze in der Praxis aussehen kann. Viel Spaß beim Nachkochen und guten Appetit!

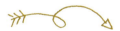

# BALLASTSTOFFBROT

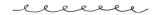

Dieses Brot ist voll von Nüssen, Samen und Haferflocken und schmeckt umwerfend gut. Es enthält außerdem keine Hefe und ist optional glutenfrei.

## Zutaten für einen Laib mit ca. 1kg:

*280 g Kürbiskerne*
*180 g Sonnenblumenkerne*
*120 g Leinsamen, geschrotet*
*150 g (glutenfreie) Haferflocken*
*150 g Walnüsse*
*600 ml Wasser*

*3 EL Chiasamen*
*4 EL Flohsamenschalen*
*3 TL Salz*
*Muskat*
*Pfeffer*

## Zubereitung:

1. 140 Gramm der Kürbiskerne und 120 Gramm der Sonnenblumenkerne im Mixer oder in der elektrischen Kaffeemühle zu Mehl vermahlen.
2. Anschließend alle trockenen Zutaten in eine große Schüssel geben, miteinander vermengen und das Wasser dazugießen.
3. Gut umrühren und mit Salz, Pfeffer und Muskat abschmecken.
4. Den Teig nun mindestens eine Stunde stehen lassen, damit das Wasser komplett aufgesaugt wird.
5. Kastenform mit Backpapier auslegen, den Teig hineingeben und glatt streichen.
6. Bei 180°C (Ober-/ Unterhitze) für 90 Minuten backen. Nach der Hälfte der Zeit das Brot aus der Form herausnehmen und nur mit dem Backpapier auf dem Gitter weiterbacken.

Ballaststoffbrot

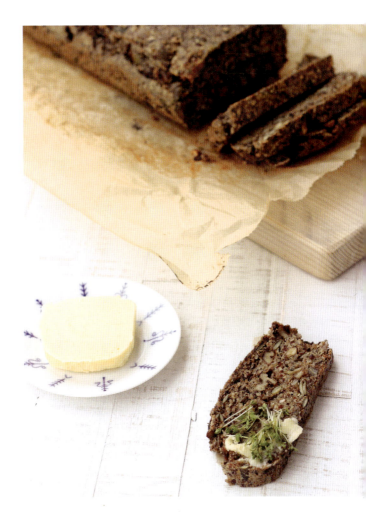

7. Brot nach Ablauf der Zeit herausnehmen und ganz auskühlen lassen.

REZEPTE, DIE GLÜCKLICH MACHEN

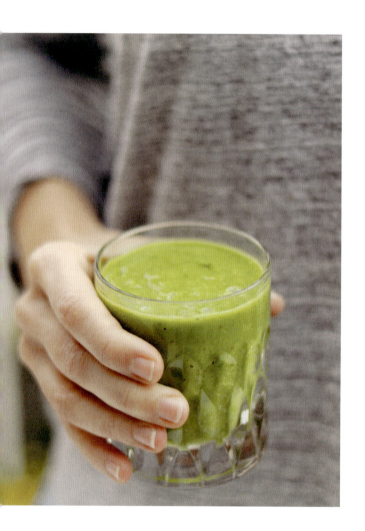

# CREMIGER GRÜNER SMOOTHIE

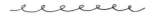

Dieser Grüne Smoothie ist perfekt für Einsteiger, denn er ist cremig und süß, aber trotzdem voller gesunder Inhaltsstoffe, die in rohem Gemüse und Obst quasi ohne Ende enthalten sind.

### Zutaten für ca. 3 Gläser:

*2 Hand voll Spinat*  
*1 Banane*  
*½ Mango*  
*½ Avocado (inkl. Kern)*  
*1 EL Leinöl*  
*1 Feige*  
*2 Datteln*  
*½ Zitrone*  
*Wasser*

### Zubereitung:

1. Spinat und Feige gründlich waschen, Datteln entkernen und alle anderen Zutaten schälen und sehr grob zerkleinern.
2. Zuerst den Spinat in den Standmixer geben und etwa die Hälfte mit Wasser auffüllen (später kann noch mehr Wasser hinzugegeben werden, falls gewünscht). Ordentlich durchmixen, sodass keine größeren Fasern mehr vorhanden sind.
3. Anschließend alle anderen Zutaten hinzugeben und auf hoher Stufe mixen, bis eine cremige, homogene Masse entsteht. Der Avocadokern, der viele wichtige Inhaltsstoffe hat, kann optional mitverwendet werden, die meisten Mixer schaffen das.
4. Smoothie am besten frisch trinken. Andernfalls ist er 2–3 Tage im Kühlschrank haltbar.

# SÜSSKARTOFFEL-PAPRIKA-SUPPE

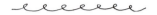

Diese Suppe ist richtig geschmackvoll und das Beta-Carotin aus ihren Zutaten springt einen förmlich an.

## Zutaten für 2–3 Teller:

| | |
|---|---|
| 1 Süßkartoffel | 1 EL Apfelessig |
| 1 rote Paprika | 1–2 El Kokosöl |
| 100 ml Kokosmilch | Pfeffer |
| 5 Zweige frischer Koriander | Salz |
| 1 kleine Zwiebel | Cayennepfeffer |
| 1 Knoblauchzehe | Wasser |
| ½ cm Ingwer | |

## Zubereitung:

1. Zwiebel schälen und klein hacken und in Kokosöl zwei Minuten unter Rühren anschwitzen.
2. Süßkartoffel schälen und in Würfel schneiden. Paprika waschen, vom Strunk entfernen und grob klein schneiden. Koriander waschen, Ingwer-Stückchen abschneiden und die Schale wegschneiden, Knoblauchzehe schälen und in feine Scheiben schneiden.
3. Süßkartoffel, Paprika, Koriander, Knoblauch und Ingwer in den Topf zu den Zwiebeln geben, kurz umrühren und mit Wasser ablöschen. So viel Wasser hineinschütten, dass das Gemüse gerade so damit bedeckt ist.
4. Kokosmilch (aus der Dose, am besten nicht gekühlt, sodass sie vollständig flüssig ist) hinzugeben und das ganze für ca. acht

Minuten auf mittlerer Stufe köcheln lassen, bis die Süßkartoffelwürfel weich sind.

5. Mit dem Stabmixer alles gründlich durchmixen, bis keine Stückchen mehr enthalten sind. Apfelessig hinzugeben und mit Salz, Pfeffer und Cayennepfeffer abschmecken.

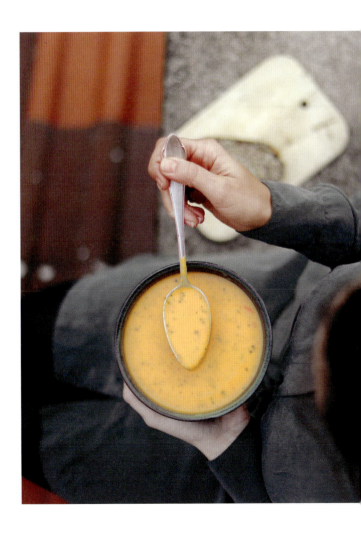

# KARTOFFELSALAT MIT BELUGALINSEN

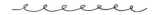

Dieser Kartoffelsalat ist eine wahre Freude für Gaumen und Darm. Er passt super zu Fleisch oder Fisch, kann aber auch pur gegessen werden, zum Beispiel als Mittagessen im Büro.

## Zutaten:

*5 mittelgroße Kartoffeln (vorwiegend festkochend)*
*4 EL Belugalinsen*
*1 Avocado*
*5 Zweige glatte Petersilie*
*2 El Leinöl*
*1–2 EL Apfelessig*
*1 EL grober Senf*
*1 handvoll Kürbiskerne*
*1 handvoll Walnüsse*
*Zitronensaft*
*Salz*
*Cayennepfeffer*

## Zubereitung:

1. Kartoffeln abbürsten und mit der Schale kochen, bis sie weich sind. Anschließend vollständig abkühlen lassen (am besten schon am Vortag kochen oder gleich morgens aufsetzen).
2. Belugalinsen in der doppelten Menge Wasser ca. 20 Minuten kochen.
3. Kalte Kartoffeln (inklusive Schale) mit einer Reibe oder einem Messer in Scheiben schneiden, in eine Schüssel geben und in Leinöl marinieren.
4. Avocado in Würfel schneiden und dazugeben. Etwas Zitronensaft darübergeben und alles miteinander vermengen.

Kartoffelsalat mit Belugalinsen

5. Linsen, Petersilie und Senf hinzugeben, alles gut verrühren und mit Salz, Apfelessig und Cayennepfeffer abschmecken. Ganz zum Schluss die Kürbiskerne und Walnüsse dazugeben.

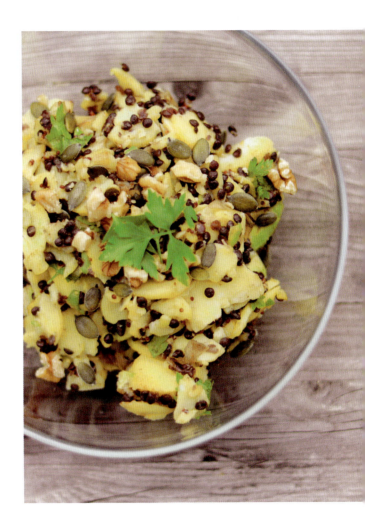

REZEPTE, DIE GLÜCKLICH MACHEN

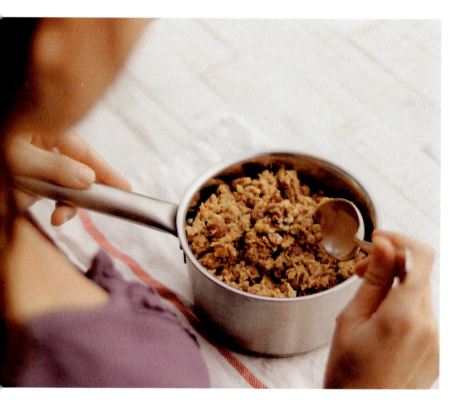

# CARROTCAKE-PORRIDGE

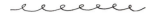

Zugegeben, Porridge wird wahrscheinlich selten Schönheitswettbewerbe gewinnen, aber bei ihm zählen dafür die inneren Werte doppelt. Der perfekte warme Start in den Tag!

Zutaten für zwei Portionen:

*180 g Haferflocken*  
*1 mittelgroße Karotte*  
*1 kleiner Apfel*  
*1 Banane*  
*(Pflanzen-) Milch*  
*1 handvoll Rosinen*

*½ handvoll Walnüsse*  
*1 EL Kokosöl*  
*1 cm Ingwer*  
*1 EL Zimt*  
*½ TL Kardamom*  
*optional: Honig*

## Zubereitung:

1. Karotte und Apfel gründlich waschen und anschließend (inklusive Schale) mit einer Küchenreibe klein raspeln.
2. Ingwer schälen und fein reiben.
3. Banane schälen und in kleine Stückchen schneiden.
4. Kokosöl in einem Topf erhitzen und darin Karotten, Apfel, Rosinen und Nüsse für 1–2 Minuten andünsten.
5. Haferflocken dazugeben und alles mit Milch ablöschen. So viel Milch verwenden, dass alles gut bedeckt ist.
6. Zimt und Kardamom hinzugeben und auf kleiner bis mittlerer Stufe köcheln lassen, bis die ganze Flüssigkeit aufgesaugt ist. Banane hinzugeben und kräftig umrühren.
7. Je nach Geschmack noch mit Honig süßen.

# BUNTE HIRSE-SCHÜSSEL

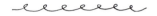

Diese bunte Schüssel macht einfach schon wegen der Farben gute Laune und enthält Unmengen an Ballaststoffen und Vitaminen. Je nachdem, was man an Gemüse verwendet und ob man es roh oder gekocht dazugibt. Die Freiheit hat man nämlich!

## Zutaten:

*120 g Hirse*
*½ Glas Kichererbsen*
*1 große Karotte*
*1–2 Hände voll Spinat*
*½ Brokkoli*
*½ Avocado*
*3 Zweige Petersilie*
*1 handvoll Sprossen (zum Beispiel Brokkoli-, Linsen- oder Radieschensprossen)*

*Kürbiskerne*
*Nüsse*
*Zitronensaft*
*Knoblauch*
*Leinöl oder Olivenöl*
*Kokosöl*
*1 El Apfelessig*
*Salz*
*Pfeffer*
*Cayennepfeffer*

## Zubereitung:

1. Hirse in der doppelten Menge Wasser für fünf Minuten kochen und anschließend bei geschlossenem Deckel nochmals 5–10 Minuten quellen lassen. Dann 1 EL Apfelessig dazugeben und mit Salz abschmecken. Beiseitestellen.
2. Spinat waschen, Karotten waschen und klein schneiden, Brokkoli waschen und klein schneiden.

3. Option 1 (gekochtes Gemüse): Alles zusammen für 2–3 Minuten in Kokosöl andünsten, am Ende den klein geschnittenen Knoblauch noch für eine Minute hinzugeben.
4. Option 2 (rohes Gemüse): Spinat, Karotten und Brokkoli in etwas Lein- oder Olivenöl, Zitronensaft, Salz und Pfeffer marinieren. Mindestens 20 Minuten ziehen lassen, noch besser über Nacht, dann wird der Geschmack ganz intensiv.
5. Kichererbsen mit 1 EL Leinöl und der Petersilie mischen und mit Salz und Cayennepfeffer abschmecken.
6. Avocado aufschneiden und die Hälfte ohne Kern in feine Scheiben schneiden.
7. Alles zusammen in einer Schüssel anrichten, mit Zitronensaft beträufeln und mit Sprossen, Kürbiskernen und Nüssen garnieren.

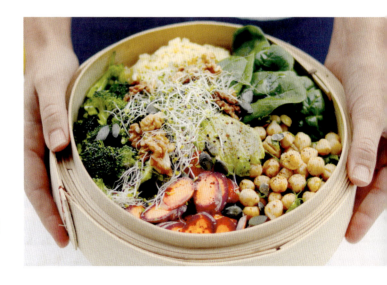

# OVERNIGHT OATS

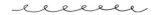

Für »Overnight Oats« werden Haferflocken (oder auch alle anderen Arten von Flocken wie z.B. Buchweizenflocken) inkl. Nüssen, Samen, Trockenfrüchten etc. in eine Schüssel gegeben, mit Milch übergossen und über Nacht kühl gestellt. Das macht die Flocken ganz wunderbar zart Und alle Vitamine und Mineralstoffe der Zutaten bleiben komplett erhalten. Zudem ist dieses Frühstück richtig ballaststoffreich, aber dennoch leicht bekömmlich, was die Verdauung perfekt in Schwung bringt!

### Zutaten (für 1 Portion):

*50 g Buchweizenflocken (oder Haferflocken, Quinoaflocken etc.)*
*eine handvoll Walnüsse*
*2 EL Kokosflocken*
*eine handvoll Rosinen*
*1 EL Chiasamen*
*Reismilch (oder jede andere [Pflanzen-] Milch)*
*frisches Obst (je nach Saison und Geschmack)*

### Zubereitung

1. Alle trockenen Zutaten in eine Schüssel geben und vermischen.
2. Mit Milch auffüllen, bis alles bedeckt ist. Keine Angst, die Milch wird über Nacht auf jeden Fall aufgesaugt, und das Ganze gewinnt an Volumen; daher lieber eine Schüssel wählen, die noch ein bisschen Luft nach oben lässt.
3. Schüssel mit einem Teller oder Deckel abdecken und in den Kühlschrank stellen.
4. Schlafen gehen.

Overnight Oats

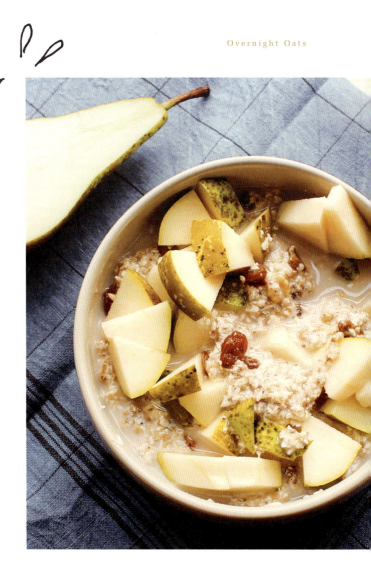

5. Am nächsten Morgen alles nochmals gut durchmischen und frisches Obst geschnippelt dazugeben. Bei Bedarf noch nachsüßen. Fertig.

# FRÜCHTEBROT

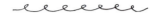

Voll gepackt mit Ballaststoffen, wertvollen ungesättigten Fettsäuren und vielem mehr ist dieses Früchtebrot nicht nur zur Weihnachtszeit ein gesunder Genuss. Außerdem ist es glutenfrei, zuckerfrei und vegan. Es schmeckt pur, mit Butter und/oder Marmelade.

### Zutaten (für zwei kleine Brote):

*500 g Trockenfrüchte (z.B. Pflaumen, Soft-Feigen, Soft-Aprikosen, Rosinen)*

*150 g Apfelmark*

*1 kleine Orange (davon den Abrieb plus Saft)*

*100 g Mandeln (oder wie in meinem Fall Aprikosenkerne)*

*100 g Kastanienmehl*

*150 g Nüsse (ganz oder grob gehackt, z.B. jeweils 50 g Walnüsse, Mandeln, Haselnüsse)*

*1 Msp. gemahlener Ingwer*

*1 Msp. Kardamom*

*1 Msp. Nelke*

### Zubereitung:

1. Trockenfrüchte 30 Minuten lang in Apfelmark und Orangensaft einweichen.
2. Währenddessen Mandeln mahlen und mit allen restlichen, trockenen Zutaten vermischen.
3. Dann alles zusammenschütten (auch die eingeweichten Früchte nach 30 Minuten) und gut verkneten.
4. Ich mache daraus zwei kleine Früchtebrote, die 40 Min. bei 200° C (Ober-/Unterhitze) backen müssen. Wenn Ihr ein großes Früchtebrot machen wollt, passt die Backzeit etwas an auf 50–60 Min bei 200° C (schaut einfach die letzten zehn Minu-

ten immer wieder in den Ofen, dass das Brot nicht schwarz wird).

## LESERKOMMENTAR DAZU:

»Super! Hab das Rezept gerade probiert und bin happy. Wir haben noch nie so ein leckeres glutenfreies Früchtebrot gegessen. Danke für das tolle Rezept.«

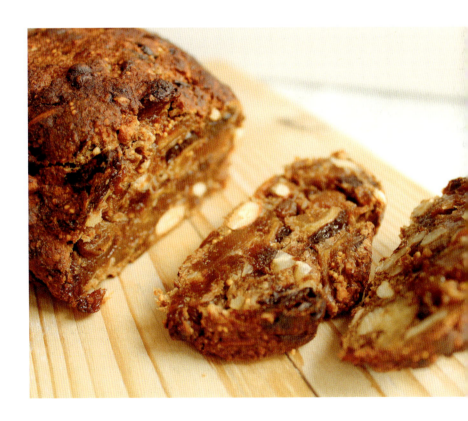

# MÜSLIRIEGEL
## (ROH ODER GEBACKEN)

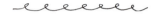

Diese Müsliriegel enthalten viele Ballaststoffe, mehrfach ungesättigte Fettsäuren, Tonnen an Mineralstoffen und Vitaminen und lassen den Blutzuckerspiegel nicht so schnell in die Höhe schießen und wieder abstürzen wie andere Süßigkeiten, die man so am Kiosk kauft. Das heißt, man bleibt lange satt und bekommt keinen Heißhunger. Außerdem sind Nüsse und Trockenfrüchte super Brainfood und perfekt, wenn man Energie und gute Nerven braucht und sich konzentrieren muss.

Ihr könnt die Zutatenliste beliebig abwandeln, je nachdem, welche Nüsse oder Trockenfrüchte ihr gerne mögt.

### Zutaten (für ca. 10–15 Riegel):

*200 g Datteln (am besten Medjool, die kleben schön, da sie so fleischig sind)*

*150 g Nüsse (z.B. Aprikosenkerne, Walnüsse, Cashews)*

*70 g Haferflocken (optional glutenfrei)*

*70 g Samen (z.B. Kürbiskerne, Sonnenblumenkerne und Leinsamen)*

*20 g Amaranth (gepoppt)*

*1 EL Chia-Samen (optional)*

*3 EL Ahornsirup (wenn ihr es süßer mögt, könnt ihr auch 4–5 EL nehmen; natürlich alternativ auch Honig, Agavendicksaft o.Ä.)*

*2 EL Kokosöl (Sonnenblumen- oder Rapsöl geht auch)*

*1 Prise Salz*

### Zubereitung:

1. Zuerst die Datteln in der Küchenmaschine/im Mixer zu einer klebrigen Masse zerkleinern (am Ende ist das einfach ein Ball)

Müsliriegel (roh oder gebacken)

2. Dann Nüsse etwas kleiner schreddern (im Mixer oder indem ihr sie in einen Gefrierbeutel füllt und mit einer Pfanne oder einem Fleischklopfer draufhaut), sodass sie immer noch stückig sind und manche vielleicht sogar noch ganz.
3. Nüsse und Datteln in eine Schüssel geben und alle übrigen Zutaten dazugeben.

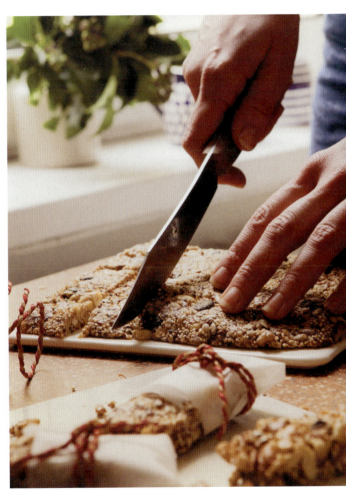

4. Alles gut verkneten und anschließend auf ein mit Backpapier ausgelegtes Backblech schmieren (ca. 1 cm dick).
5. Mit den Händen alles schön festdrücken, damit es am Ende eine rechteckige Platte ist und nicht lauter lose Krümel.
6. Bei ca. 180° C (Ober-/Unterhitze) 20 Minuten in den Ofen geben. Am besten schaut ihr nach 15 Minuten mal nach, dass auch nichts anbrennt.
7. Anschließend aus dem Ofen nehmen, mit dem Backpapier auf ein Gitter legen und zehn Minuten abkühlen lassen.
8. Dann mit einem scharfen Messer in Riegel schneiden und am besten in Butterbrotpapier verpacken (dann kann man sie besser mitnehmen) und in einem luftdichten Behälter aufheben (sie halten auf jeden Fall drei Monate!).

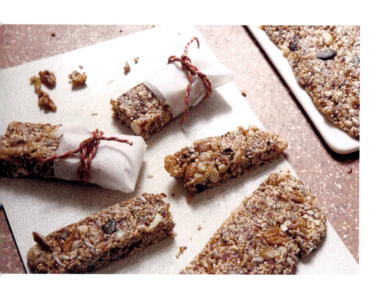

***Alternativ:*** Wenn Ihr die Müsliriegel roh machen wollt, lasst einfach den Part mit dem Ofen weg und stellt das Blech mit der Müsliriegel-Masse für vier Stunden ins Gefrierfach und schneidet sie anschließend in Riegel. Das schmeckt auch super, und die hitzeempfindlichen Vitamine bleiben erhalten. Nur das Röstaroma fehlt.

## LESERKOMMENTAR DAZU:

»Danke für das tolle Rezept! Auf der Suche nach Snacks ohne Zucker für eine 4-Tage-Wanderung bin ich darüber gestolpert, habe sofort gebacken (da es morgen schon losgeht) und bin nun absolut begeistert... So lecker... :-) Das werden tolle Pausen...«

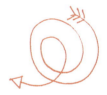

## BUCHWEIZENSALAT

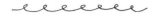

Diesen bunten, leckeren Buchweizen-Salat kann man auch super mit ins Büro oder zum Picknick nehmen, aber auch zu Hause schmeckt er toll und ist im besten Falle noch lauwarm...

Man kann ihn mit allem Gemüse zubereiten, das man so daheim hat und mag. Hauptsache bunt, denn das hebt die Laune zusätzlich und bedeutet Abwechslung!

### Zutaten (für 2 Portionen):

| | |
|---|---|
| 1 Tasse Buchweizen | 1 Knoblauchzehe |
| 2 Tassen Wasser | Olivenöl |
| 1 rote Zwiebel | Balsamico, weiß |
| 5 mittelgroße Tomaten | Salz |
| 1 handvoll Zuckererbsen | Pfeffer |
| 1 kleine Zucchini | 1 handvoll glatte Petersilie |
| ½ Fenchel | Kürbiskerne |

### Zubereitung:

1. Den Buchweizen in der doppelten Menge Wasser kochen, bis das gesamte Wasser aufgesaugt ist.
2. Währenddessen das Gemüse waschen und grob klein schneiden (wie gesagt, man kann alles nehmen, was man mag. Paprika, Aubergine, Rucola, Rote Bete, Karotten etc. gehen auch super).
3. Etwas Olivenöl erhitzen und die Zwiebeln darin 2–3 Minuten andünsten.
4. Anschließend das übrige Gemüse und den Knoblauch hinzugeben und ca. fünf Minuten andünsten. Immer wieder umrühren.

5. Mit Salz, Pfeffer und Petersilie abschmecken.
6. Buchweizen und Gemüse mischen und mit einem Schuss weißem Balsamico, einem Schuss Olivenöl, Salz und Pfeffer abschmecken.
7. Kürbiskerne drüber. Fertig.

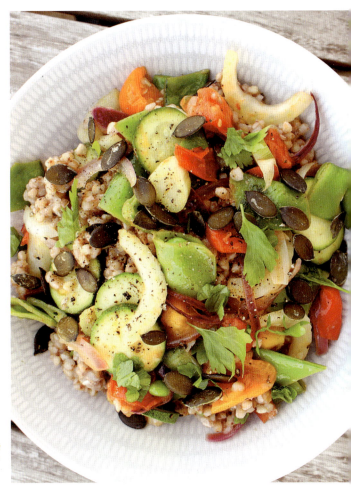

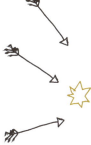

# LINSENBOLOGNESE

Da ich selten mit Fleisch koche, sehr gerne rumexperimentiere, aber Soja-Bolognese nie so richtig mein Herz erobert hat, habe ich diese Bolognese mit roten Linsen kreiert.

Wie alle Linsenarten sind sie richtig gesund, denn sie enthalten viele Ballaststoffe, sind eine top Eiweißquelle und enthalten große Mengen an Mineralstoffen und Vitaminen.

### Zutaten (für 4 Personen)

*1 Tasse rote Linsen (ca. 130 g)*
*1 große Zwiebel*
*1 Knoblauchzehe*
*1 Petersilienwurzel*
*2 Karotten*
*250 ml Gemüsebrühe*
*1 Dose Tomaten (gestückelt)*
*2 EL Tomatenmark*
*1 ordentlicher Schuss Rotwein*
*frischer Rosmarin*
*frisches Basilikum*
*1 Lorbeerblatt*
*Salz*
*Pfeffer*
*Cayennepfeffer*
*Zucker (ich nehme Kokosblütenzucker)*
*Olivenöl*
*dazu eure Lieblingspasta*

### Zubereitung:

1. Petersilienwurzel, Karotten, Zwiebel und Knoblauch in kleine Würfelchen schneiden.
2. 2–3 EL Olivenöl in einem Topf erhitzen und die Zwiebelwürfel darin 3-4 Minuten bei mittlerer Hitze andünsten. Dann Karotten und Petersilienwurzel sowie den Knoblauch dazugeben, noch mal drei Minuten unter ständigem Rühren dünsten, Tomatenmark dazugeben und anschließend mit Gemüsebrühe ablöschen. Weiter köcheln lassen.

Linsenbolognese

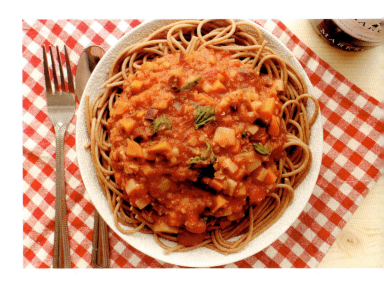

3. Währenddessen Linsen in der doppelten Menge Wasser mit einem Lorbeerblatt ca. vier Minuten kochen (sie sind dann noch bissfest) und dann zum Gemüse hinzugeben.
4. Gut umrühren und einen großzügigen Schuss Rotwein sowie anschließend die Tomaten hinzugeben, noch mal umrühren und mit Salz, Pfeffer etc. abschmecken.
5. Das ganze nun 15 Minuten bei niedriger bis mittlerer Hitze köcheln lassen (währenddessen die Pasta kochen) und erst kurz vor dem Servieren die frischen Kräuter dazugeben.

Im Prinzip kann man das Ganze auch noch viel länger köcheln lassen, dann wird der Geschmack umso intensiver. Es kommt ganz darauf an, wie viel Hunger man mitbringt. Am nächsten Tag schmeckt sie auf jeden Fall noch besser!

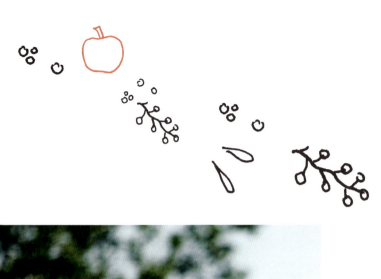
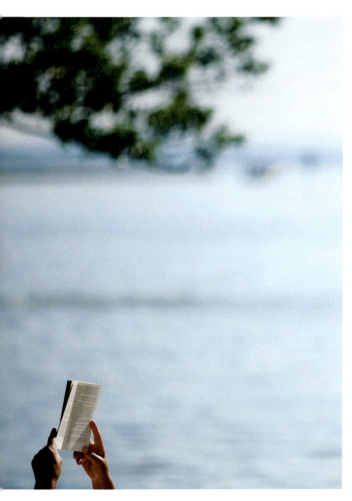

# WEITERFÜHRENDE LITERATUR UND QUELLEN

Schurr, E.-M. (2015): Ernährung und Psyche: Iss dich glücklich! Die Zeit, 01.11.2015, URL: http://www.zeit.de/zeitwissen/2010/05/Iss-dich-gluecklich

Burger, K., Elbers, M., Kenny, P.J. et al. (2015), Essen und Psyche – Wie unsere Ernährung auf das Gehirn wirkt. Spektrum der Wissenschaft, 08.05.2015

Barmet, P.A. (2008), Chinesische Ernährungslehre. Prinzipien und Heilkraft. Das Geheimnis des Magenfeuers.

Schleip, T. und Hoffbauer, G. (2009), Reizdarm.

O'Donnell, E. (2015), Is the microbiome our puppeteer? Cryan Explains Gut Feelings, Thoughts and Behaviors. The NIH Record, 04.12.2015, URL: https://nihrecord.nih.gov/newsletters/2015/12_04_2015/story3.htm

Jiang, H., Ling, Z., Zhang, Y. et al. (2015), Altered fecal microbiota composition in patients with major depressive disorder. Brain, Behaviour and Immunity, Ausgabe 48, S. 186–194

Sonnenburg, E.D., Smits, S.A., Tikhonov, M. et al. (2016), Diet-induced extinctions in the gut microbiota compound over generations. Nature, 14.01.2016

Kato-Kataoka, A., Nishida, K., Takada, M. et al. (2015), Fermented milk containing Lactobacillus casei strain Shirota prevents the onset of physical symptoms in medical students under academic examination stress. Beneficial Microbes 7 (2), S. 153–156, 21.12.2015

Irmler, A.B. und Wolz, G. (2016), Darm und sekundäre Pflanzenstoffe: Einfluss sekundärer Pflanzenstoffe auf Darm und Mikrobiom.

Vollmer, J.B. (2010), Gesunder Darm, gesundes Leben.

Hoban, A.E., Stilling, R.M., Ryan, F.J. et al. (2016), Regulation of prefrontal cortex myelination by the microbiota. Translational Psychiatry, 05.04.2016

Arumugam, M., Raes, J., Pelletier, E. et al. (2011), Enterotypes of the human gut microbiome, Nature 473, 12.05.2011

Seiderer-Nack, J. (2014), Was passiert im Darm?: Neues Wissen für mehr Darmgesundheit – Darmbarriere, Bauchhirn und die richtige Ernährung.

Drews, G. (2015), Bakterien – ihre Entdeckung und Bedeutung für Natur und Mensch.

Schemann, M. (2001), Das enterische Nervensystem. Spektrum der Wissenschaft, URL: http://www.spektrum.de/lexikon/ernaehrung/das-enterische-nervensystem/2530

Vollmer, J.B. (2014), Der Darm-IQ: wie das Bauchhirn unser körperliches und seelisches Wohlbefinden steuert.

Smith, P.A. (2015), The tantalizing links between gut microbes and the brain. Nature, 14.10.2015, URL: http://www.nature.com/news/the-tantalizing-links-between-gut-microbes-and-the-brain-1.18557

Schulze, J., Sonnenborn, U. und Ölschläger, T. (2008), Probiotika: Mikroökologie, Mikrobiologie, Qualität, Sicherheit und gesundheitliche Effekte.

Cryan, J.F. und O'Mahony, S.M. (2011), The microbiome-gut-brain axis: from bowel to behavior, Neurogastroenterology & Motility 23 (3), S. 187–192

Mayer, E.A. (2015), The mysterious origins of gut feelings, TEDxUCLA, 15.07.2015, URL: http://tedxucla.org/project/the-mysterious-origins-of-gut-feelings-emeran-mayer/

Döll, M. (2015), Darmgesund: Beschwerden lindern, Immunsystem stärken.

Shetreat-Klein, M. (2015), Darm heilt Hirn heilt Körper: Wie wir uns und unsere Kinder richtig ernähren.

Langseth, L. (1999), Nutrition and Immunity in Man, ILSI Europe Concise Monographs, International Life Sciences Institute

Rink, L., Kruse, A. und Haase, H. (2015), Immunologie für Einsteiger.

Rook, G.A.W. (2010), 99th Dahlem conference on infection, inflammation and chronic inflammatory disorders: darwinian medicine and the »hygiene« or »old friends« hypothesis, British Society for Immunology, Clinical and Experimental Immunology, 160, S. 70–79, 11.03.2010

Kasten, E. (2014), Wenn die Abwehr krank macht. Spektrum der Wissenschaft, 03.04.2014, URL: http://www.spektrum.de/magazin/depression-eine-erkrankung-des-immunsystems/1254112

Manych, M. und Vogel, G. (2010), Stark – unser Immunsystem: Wie es uns schützt – wie wir es unterstützen.

Leonard, B.E. (2010), The concept of depression as a dysfunction of the immune system. Current Immunology Reviews 6(3), S. 205–212

Huether, G., Schmidt, S. und Rüther, E. (1998), Essen, Serotonin und Psyche – Die unbewußte nutritive Manipulation von Stimmungen und Gefühlen. Deutsches Ärzteblatt 95, Heft 9

Patrick, R.P. und Ames, B.N. (2016), Vitamin D and the omega-3 fatty acids control serotonin synthesis and action, part 2: relevance for ADHD, bipolar disorder, schizophrenia, and impulsive behavior. The FASEB Journal 29 (6) , S. 2207–2222

Bundesministerium für Bildung und Forschung (2008), Stoffwechselforschung. Wie Ernährung und Gene auf die Gesundheit wirken.

Hollmann, A. (2008), Essverhalten – alles Psychologie?: Wie entsteht das Sättigungsgefühl? Spektrum der Wissenschaft, 08.02.2008, URL: http://www.spektrum.de/news/wie-entsteht-das-saettigungsgefuehl/941427

Brückner, C. (2012), Interview mit Prof. A. Beck-Sickinger: Hunger entsteht im Kopf, Universitätsmedizin Leipzig IFB Adipositas Erkrankungen, 06.01.2012, URL: https://www.ifb-adipositas.de/blog/2012-01-06-hunger-ensteht-im-kopf

Spektrum der Wissenschaft (2012), Darm-Hirn-Achse: Was Darmbakterien mit Depressionen zu tun haben, 11.07.2012, URL: http://www.spektrum.de/news/was-darmbakterien-mit-depressionen-zu-tun-haben/1156781

Kaplin, A. (2007), *A Journey from the Mind to Brain to Mind. The Biological Basis for Depression*, TMA Newsletter 8 (1), Herbst 2007, S. 13–23

Schmidt, F.M., Weschenfelder, J., Sander, C. et al. (2015), Inflammatory Cytokines in General and Central Obesity and Modulating Effects of Physical Activity. PLOS One, 17.03.2015, URL: http://journals.plos.org/plosone/article?id=10.1371/journal.pone.0121971

Deutsche Gesellschaft für Ernährung e.V. (Hrsg.) (2010), Lebensmittelunverträglichkeit vom Facharzt untersuchen lassen, 13.01.2010, URL: https://www.dge.de/presse/pm/lebensmittelunvertraeglichkeit-vom-facharzt-untersuchen-lassen/

Grimm, H.-U. (2013), Chemie im Essen: Lebensmittel-Zusatzstoffe. Wie sie wirken, warum sie schaden.

Europäische Behörde für Lebensmittelsicherheit EFSA, Pestizide. URL: https://www.efsa.europa.eu/de/topics/topic/pesticides?-qt-quicktabs_topics_completed_work=0#qt-quicktabs_topics_completed_work

Gelitz, C. (2014), Macht Schokolade glücklich? Spektrum der Wissenschaft, 09.04.2014, URL: http://www.spektrum.de/frage/macht-schokolade-gluecklich/1256297

Knieriemen, H. (2007), Vitamine, Mineralien, Spurenelemente: Gesund und fit mit Vitalstoffen. Ein kritischer Ratgeber.

Arens-Azevedo, U., Pletschen, R. und Schneider. G. (2006), Ernährungslehre.

Enders, G. (2014), Darm mit Charme.

Axt-Gadermann, M. (2016), Schlau mit Darm. Glücklich und gesund durch ein gesundes Darmhirn.

Moss, M. (2013), Salt, Sugar, Fat: How the Food Giants Hooked Us.

## BILDNACHWEIS

**Alle Fotos:** Stefanie Wilhelm und Lena Tropschug
**Außer die folgenden Fotos:**
**Fotolia:** 11 (Christian Schwier), 35 (Jenny Sturm);
  **Lookphotos:** 54 (Jan Greune), 80 (Brown Cannon), 210 (Photo Alto);

**Illustrationen:** Daniela Hofner